ÉCOLE D'AMOUR

L'Art d'Aimer

ÉCOLE D'AMOUR

L'Art d'Aimer

PAR

Le Docteur JAF

Nouvelle édition revue et considérablement augmentée

PARIS
LIBRAIRIE ARTISTIQUE
66, Boulevard Magenta

AVANT-PROPOS

Il est tout aussi difficile de définir l'amour que le bonheur et Mlle Scudery demeure elle-même très abstraite en déclarant que « l'amour est je ne sais quoi, qui vient de je ne sais où, et qui finit je ne sais comment ». C'est pourquoi nous ne nous hasarderons pas à en donner une définition de notre cru. Dans les extrêmes définitions nous trouvons ceci : Balzac dit que « L'amour est la poésie des sens ». Champfort que « L'amour tel qu'il existe dans la société n'est que le contact de deux épidermes ». Selon nous, la définition la plus précise de l'amour est celle de Stendhal : « Aimer, c'est avoir du plaisir à voir, à toucher, sentir par tous les sens et d'aussi près que possible, un objet aimable ou qui nous aime ».

Les besoins de l'amour sont ceux qui occasionnent les plus grands changements dans les organes et dès lors le plus d'inégalité, de discordances et même de désordres dans les idées. Il résulterait donc de la nature de l'homme, une diversité d'opinions sur cette affection morale. Dans l'ordre actuel, les différences de sentiments sont plus grandes encore ; les mœurs ont fait les hommes tellement dissemblables qu'ils ne sauraient espérer de s'entendre sur une chose qui est commune aux premiers et aux dèrniers d'entre eux. Il est impossible de penser unanimement sur ce grand objet et il en est très difficile, même aux gens les plus sensés, d'en juger d'une manière saine.

L'amour diffère dans le cœur, selon le plus ou moins de sensibilité, selon les âges, les habitudes, la faculté, selon la nature du tempérament. Si le système musculaire est dominant, l'amour est brut, dit Cabanis, il est délicat quand c'est le système nerveux.

Si l'homme craint que les plaisirs ne le rapprochent des bêtes, qu'il s'en sépare en tout. Cette baronne qui avait honte de manger, parce que ses gens mangeaient, paraît avoir été plus conséquente ; nous sommes fâchés seulement qu'elle ait eu l'âme assez roturière pour ne pas rougir aussi de respirer. Les sots, les débauchés, les dévôts, les vieillards déraisonnent nécessairement sur ce sujet si compliqué, si difficile ; cette partie importante de la volupté universelle demande une connaissance avancée et impartiale des hommes.

Pensée d'Epicure ! pensée vraie et sublime; L'art de jouir est la science de la vie, et la volupté est la fin qui connaît la sagesse. Epicure méprisait le divertissement grotesque d'un peuple hébété ; il méprisait la grossièreté où se plonge la foule fatiguée de servitude et s'abreuvant d'une misère plus vile pour échapper au sentiment des misères plus sombres.

Epicure entendait la loi du mouvement des êtres, cette force vivante qui a dit aux autres : Roulez et subsistez; et à la matière : Sois éternelle et toujours mobile, a dit aux hommes : Jouissez et passez !

I

Physiologie comparée de l'homme et de la femme

Parmi les philosophes anciens qui ont abordé la question de savoir si la structure des organes de la génération différait essentiellement dans les deux sexes, quelques-uns ont adopté des opinions, dont la bizarrerie, que les femmes pourraient appeler d'un autre nom, prouve jusqu'à quel point les préjugés d'une partialité masculine peuvent égarer les meilleurs esprits et marquer au coin de l'erreur et du ridicule, les résultats de leurs méditations.

Ainsi suivant l'opinion d'Aristote, la femme n'est qu'un homme imparfait et manqué, un individu débile. Gallien n'admet d'autre différence entre les pièces diverses de l'appareil mâle et les parties de l'appareil féminin, que celles qui dérivent du développement et de la situation.

L'addition de la matrice dans la femme ne l'embarrasse point, il dit que cet organe fut renversé dans l'homme pour former l'enveloppe des parties où s'élabore le fluide séminal. D'autres disent que si par la pensée, on replie les parties profondément situées dans la femme, on apercevra entre les deux appareils une conformité, une analogie très remarquable.

Quelques ressemblances entre les formes et les dispositions peu importantes ont pu donner lieu à ces rapprochements ridicules, et l'orgueil, la prévention des sexes, se réunissant aux résultats d'une observation superficielle, pour égarer les savants dont nous venons de parler ; on a pu voir alors dans les plus beaux ouvrages de la nature, une ébauche timide, une faible production ; la femme n'a présenté à l'esprit prévenu qu'une dégradation, un exemplaire imparfait de la constitution de l'homme, tandis qu'au contraire, elle est la partie essentielle de l'espèce, puisqu'elle concourt davantage à la reproduction.

Nous allons voir tout à l'heure que l'homme et la femme ne diffèrent pas du plus ou du moins, mais que leur structure, les fonctions de leurs organes générateurs sont autres et que toute leur constitution est un type propre, dont les traits distinctifs offrent une longue chaîne d'effets physiologiques et moraux qui se lient par des nuances plus ou moins sensibles, aux emplois et à l'influence des organes spécialement chargés de la génération.

Le sexe ne se manifeste donc pas dans un seul endroit, la femme n'est pas seulement femme par un appareil d'organes, ou par des formes extérieures qui nous séduisent, et si elle est principalement caractérisée dans quelques parties ou la physionomie sexuelle se rencontre avec plus d'expression ; si les traits superficiels, les contours si doucement arrondis, que nous appelons ses charmes, la distinguent d'une manière plus agréable, elle est femme aussi dans toutes ses manières d'exister, dans ses affections morales, comme dans son système physique ; dans ses jouissances, comme dans ses douleurs ; enfin toutes les parties, tous les points de son être, révèlent son sexe et présentent avec tous les points, toutes les parties, correspondant de l'homme, une série d'opposition et de contrastes.

Ce n'est cependant qu'à l'époque de la puberté, dans cette période de la vie appelée par Buffon, le *printemps de la nature*, la *saison des plaisirs*, que l'ensemble de tous les traits qui distinguent les sexes, est présenté et que l'homme et la femme entraînés l'un vers l'autre, avec d'autant plus de force qu'ils diffèrent davantage, sont liés par une foule de relations qui, tout à coup, agrandissent une existence jusqu'alors personnelle, solitaire et isolée. C'est donc à cette époque qu'il faut envisager finalement les deux sexes.

Nous ne nous arrêterons pas aux formes extérieures, la question morale étant seule ici en jeu, pour arriver à connaître la femme dans sa sentimentalité et traiter convenablement du sujet que nous nous sommes proposés.

DE LA SENSIBILITÉ

La sensibilité est le plus brillant attribut de la vie, c'est cette admirable propriété dont les développements divers et variés sont désignés sous le nom d'impression, de sensation, de perception, d'idées, de sentiments, de passion, d'affection, etc.

Les femmes ont en général une sensibilité très vive, très facile à émouvoir, sans cesse employée par les obstacles extérieurs et très peu susceptibles de ces modifications profondes, de ces ébranlements que nous appelons, réflexion, raisonnement, méditation.

Des dispositions opposées se font remarquer dans l'homme. Considérés successivement, l'esprit et le sentiment, dans les deux sexes, dans les divers modes que présente leur sensibilité respective, peuvent être comparées : — 1° dans les sensations ; — 2° dans les fonctions intellectuelles ; — 3° dans la réaction de la force nerveuse sur l'organisation.

Les organes des sens présentent des différences marquées, chez l'homme et la femme, si on les compare relativement à leurs actions et à leurs phénomènes.

Le toucher, chez la femme, a plus de finesse et de profondeur que chez l'homme, il saisit les nuances, les détails qui nous échappent.

L'odorat possède une sensibilité plus exquise, plus raffinée, et les femmes jouissent et souffrent davantage par ce sens que les hommes, La séduction la plus douce, la plus puissante, est peut être celle des fleurs et des parfums en général ; leurs délicieuses impressions enchantent et enivrent, s'étendent, se propagent jusqu'aux organes de l'amour et préparent le sentiment de la volupté et du plaisir.

Le goût est véritablement plus délicat, plus exquis chez la femme ; les saveurs trop fortes la blessent ; il lui faut des mets plus agréables que solides. La gourmandise est épurée, raffinée chez la femme, a une finesse, une délicatesse inconnue à nos palais, moins sensibles, plus grossiers et dont les jouissances sont un plaisir beaucoup plus éloigné de la volupté.

La vue et l'ouïe, qui tiennent moins dans la vie de nutrition et qui sont les sens de l'intelligence, les sources et les moyens de la pensée, ont aussi leurs caractères distincts chez les deux sexes.

La vue chez la femme est rapide, active, mais une lumière trop vive la blesse et lui déplaît. L'ouïe est aussi plus délicat et plus sensible. Les bruits grossiers, la musique bruyante ne l'émeuvent pas comme il convient, et quel que soit d'ailleurs, le perfectionnement de leur éducation musicale, les femmes préfèrent toujours à la plus savante harmonie, une mélodie douce et tendre, une combinaison moins compliquée et une succession facile et sentimentale de sons tendres et pathétiques.

Tels sont, en les présentant à grands traits, les différences que présentent les organes des sens chez les femmes. On peut y ajouter que toutes les sensations en général sont plus vives, que dans un temps donné, elles en éprouvent un plus grand nombre, qu'elles saisissent les nuances que les hommes laissent échapper, qu'enfin, toujours occupées par les objets extérieurs, dont les actions se succèdent avec une étonnante rapidité, leur sensibilité est plus à la surface, plus disséminée et leurs perceptions moins profondes et plus fugitive.

La réaction de la forme nerveuse, l'influence de la sensibilité trop exercée et employée avec excès présente des phénomènes très importants.

Leurs effets sont bien moins remarquables dans les hommes que dans les femmes, dont la constitution est plus souvent livrée à ces désordres physiques, à ces dispositions cruelles, à ces symptômes effrayants que l'on désigne sous le nom d'affection spasmodique. Tous ces effets dépendent de l'extrême susceptibilité qui caractérise l'organisation de la femme, et qui, forme ordinairement un des traits principaux du tempérament propre à chacune d'elles. La même cause produit aussi plusieurs effets ; elle explique par exemple, comment la piété, la bienveillance des femmes sont plus tendres, plus actives, plus secourables ; pourquoi leur imagination, plus facile à émouvoir, plus susceptible d'exaltation, s'abandonne si aisément à tous les excès, se pervertit, s'égare et se livre à toutes les illusions.

PASSIONS ET ÉMOTIONS

C'est ici que doivent être suivis attentivement les différents phénomènes à la nature de la femme, afin de pouvoir tirer partie des indications que nous donnerons plus loin.

En recherchant les causes qui déterminent d'une façon constante et générale le caractère et la nature de la femme, on trouve dans la délicatesse et la disposition de ses membres, ainsi que dans la faiblesse de ses muscles, des circonstances d'organisation auxquelles se rapportent un grand nombre d'attributs et de qualités remarquables.

De ces dispositions résultent évidemment plusieurs différences dans les difficultés intellectuelles, les goûts, les penchants et les affections. La même cause est aussi pour les femmes la source d'un grand nombre d'avantages dont elles connaissent bien le prix.

L'élégance, le charme des formes, les passions et les émotions les plus douces et les plus aimables, sont des connaissances nécessaires de ces défauts d'énergie dans un système d'organes, dont la force et le volume ne peuvent s'unir avec aucun des sentiments que les femmes doivent éprouver ou inspirer.

D'autre part, la conscience de leur faiblesse sédentaire, rénd les femmes plus timides, plus sédentaires, les déterminent dans le choix de leurs occupations, ou de leurs plaisirs ; ou leur impose sans doute le besoin ou le désir de suppléer à la force par l'adresse, ou les fait coquettes par instinct, et devient la cause de leur dissimulation, de leur finesse, de leurs petits moyens et en général de la tournure particulière de leur esprit.

Par sa nature la femme est donc très éloignée de toutes modifications physiques et morales qui dépendent d'un tempérament athlétique ; ses muscles moins volumineux que ceux de l'homme, d'une texture plus faible et moins dense, jouissent d'une mobilité très vive, d'où résulte la constitution dont l'excès amène la disposition convulsive dans un très grand nombre de circonstances.

Cette partie organique devient le principe d'uue nouvelle série d'attributs et de qualités. Les grâces des femmes, leurs goûts et leurs penchants qui en dérivent peuvent se rapporter principalement à cette cause. Les mêmes dispositions nous révèlent aussi la raison physiologique de l'irritabilité extrême et du penchant à l'imitation que tous les observateurs ont regardé comme deux traits distinctifs de la constitution propre aux enfants et au femmes.

Celles ci, en général, tiennent presque toutes de la constitution propre à la race nègre et au sexe. Douées d'une flexibilité et d'une mobilité extrême, leurs traits, leurs membres, leurs fibres de leur cœur et de leurs artères, en un mot toutes les parties contractibles de leur organisation, prend le ton et le rythme de ce qui les environne.

La sensibilité des femmes n'est pas moins grande que leur mobilité musculaire. Le développement, l'excès de cette propriété vitale se retrouve dans tous les modes d'affections, d'émotion, de sentiments dont les femmes sont susceptibles : il donne à leur caractère moral ou à la tournure de leur esprit, des droits et une physionomie dont la connaissance doit servir de base à l'éducation.

« C'est surtout dans la passion de l'amour, a dit un philosophe, les accès de jalousie, les transports de la tendresse maternelle, les excès de la superstition, la manière dont elles partagent les émotions épidémiques et populaires, que les femmes étonnent. Belles comme les séraphins de Klopstock, terribles comme les diables de Milton ; j'ai vu l'amour, la jalousie, la superstition, la colère, portée dans les femmes à un point que l'homme n'éprouve jamais. Les distractions d'une vie occupée rompent nos passions. La femme couve les siennes, c'est un point fixe sur lequel son oisiveté, ou la favorite de ses fonctions, tient sans cesse son regard attaché, ce point s'étend sans mesure, et pour devenir folle il ne manquerait à la femme que l'entière solitude qu'elle recherche. Jamais un homme ne s'est assis à Delphes, sur le sacré trépied. Le rôle de la Pithie ne convient qu'à une femme qui puisse s'exalter au point de pressentir successivement l'approche d'un Dieu, de s'agiter, de s'échelever, d'écumer, de s'écrier : — Je le sens ! Je le sens ! le voilà le Dieu ! et d'en trouver le vrai discours ».

La direction, l'emploi des facultés intellectuelles, les sujets d'étude, de recherche et d'observation, répondent chez les femmes au caractère de leur esprit. En général leur curiosité active, mais bornée, ne va guère au delà des objets de leurs relations habituelles. Les secrets de la nature l'intéressent beaucoup moins que les petits mystères et les intrigues de la société.

La simple réaction de la sensibilité physique dans quelques circonstances d'ébranlement nerveux est souvent aussi puissante que les efforts de la passion la plus exaltée. Ce n'est donc pas sans fondement qu'on a dit en parlant de la puberté ou du mariage, qu'alors l'esprit vient aux filles ! — En effet, de cette circonstance, l'organe intellectuel reçoit quelquefois de ceux de la génération, dont la sphère d'activité s'est tout à coup agrandie, une action vive, une excitation, d'où résulte une fécondité d'idées et des effets admirables d'organisation.

Enfin, nous ferons remarquer que, sous le rapport de l'esprit, il y a moins de différence d'une femme à une femme, que d'un homme à un homme. Le sexe le plus faible et le plus sensible doit plus à la nature.

L'extrême flexibilité qui caractérise la constitution des femmes, les rend également plus propres à passer des derniers rangs aux plus élevés : elle nous explique pourquoi une jeune fille presque sans éducation devient si promptement une femme très agréable, lorsque la fortune la favorise et comment, se pénétrant sans effort des sentiments de sa nouvelle situation, une nouvelle parvenue a plus rarement cette grotesque tournure et des manières inciviles qui distinguent les hommes que le hasard a placés dans la même position.

Les professions diverses, les différents degrés de beauté, le mode d'éducation, l'entourage habituel et plusieurs autres circonstances influent d'ailleurs sur le développement et le caractère de l'esprit des femmes. Il est plusieurs métiers qui rendent stupide, il en est d'autres qui ajoutent à la frivolité et à l'inconstance naturelle du sexe, et l'on peut aisément observer que dans un certain monde, au milieu de certains entourages, la femme dont l'esprit est agréable et cultivé doit, au bout de quelque temps, se flétrir et perdre de son éclat, comme la fleur sur un sol aride.

Les émotions comprennent les émotions naturelles fortuites et les émotions provoquées. Ces dernières sont en général plus multipliées, plus vives chez les femmes, dont elles semblent former toute l'existence. Celles de la timidité, de la crainte, de la pudeur, dérivent de leur faiblesse et de leur mobilité et de cette sensibilité qui les caractérise.

La disposition spéciale qu'a la femme à être émue, résulte du besoin d'impressions vives et sans cesse renouvelées, ou même d'un tourment réel et d'une véritable agitation.

Qui n'a connu des femmes qui, obéissant à leur insu à ce besoin d'émotion, provoquaient de la part de leurs amants des scènes assez vives, des brouilleries, pour se ménager le plaisir des reproches et des pleurs ; presque toutes les femmes ont, en général, quelques nuances de ce caractère, et il est facile de remarquer que l'*homme qu'elles aiment davantage et plus longtemps est celui qui exerce le plus leur sensibilité par des impressions vives, des alternatives de colère et d'amour,* ou même par des affections pénibles, des tourments et des contrariétés.

Quelques-unes douées d'une âme ardente et d'une imagination mélancolique vont jusqu'à trouver des délices secrètes dans leurs remords, leurs repentirs et leurs combats.

Les passions ont aussi une grande importance sur le caractère et la physionomie des femmes. Comme les autres manières de sentir : elles ont leur type féminin qu'il est difficile de méconnaître.

Ces différences sont principalement remarquables dans le sentiment de l'amour. Cette passion est celle que les femmes éprouvent avec le plus d'énergie ; elle leur appartient d'une manière toute particulière, elle est leur âme, leur charme, le bonheur et le tourment de leur vie. Chez l'homme, cette même passion est éphémère. Liée, en quelque sorte, à l'ardeur de la jeunesse et fugitive comme le printemps de la vie, elle fait ordinairement place à des passions plus fortes et plus durables.

Rien n'égale, peut-être, la sensibilité profonde d'une femme véritablement pénétrée d'amour ; Diderot cite à ce sujet l'exemple d'une demoiselle de la Chaux, qui fut éperdument amoureuse d'un M. Gabriel : « Un petit homme bourru, taciturne et caustique, le visage sec, le teint basané, en

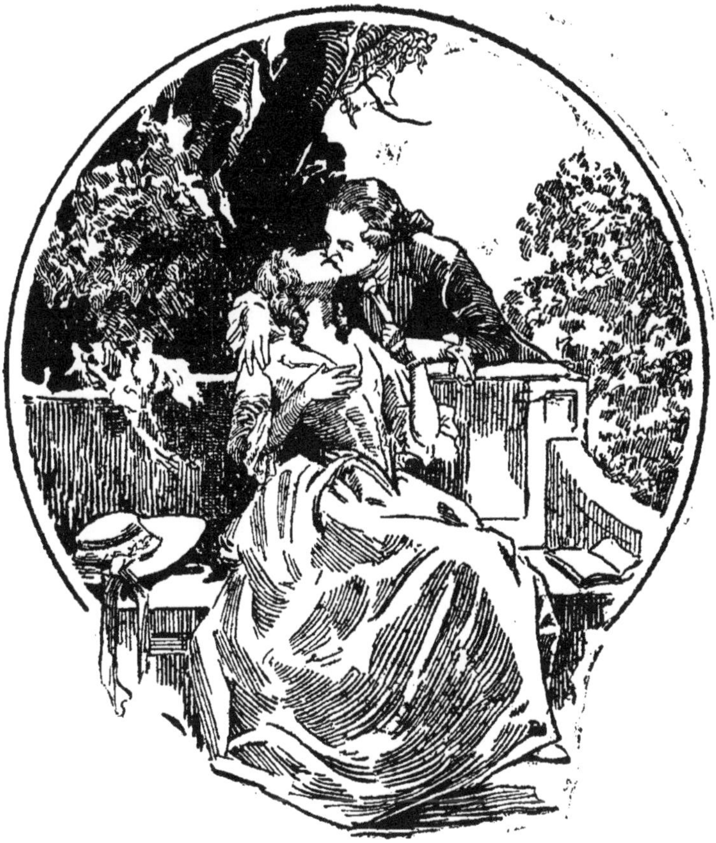

Rien n'égale peut-être la sensibilité profonde d'une femme... (page 20)

tout une figure mince et chétive ; laid, si un homme peut l'être avec la physionomie de l'esprit. Après avoir perdu par suite de son amour, son honneur, sa fortune et sa famille, Mlle de la Chaux, pour soulager son amant dans ses travaux littéraires, apprit l'hébreu, le grec, l'anglais, l'italien, passa des nuits entières à transcrire où à interpréter des lambeaux d'anciens auteurs, et en se consacrant ainsi à des occupations aussi pénibles, détruisit en peu d'années ses charmes et sa santé. ».

Les hommes n'aiment pas avec autant de dévouement, ils sont plus impétueux, plus violents ; les femmes sont plus tendres, plus profondément sensibles. Un amant qui perd sa maîtresse, se tue quelquefois au premier moment, ou se console. Une femme ne se tue pas, elle s'éteint et meurt de chagrin silencieux et prolongé.

Un sentiment qui doit être compris dans les passions féminines et qui dérive de leur nature, c'est la coquetterie, ce désir si naturel à l'être faible, de séduire, de subjuguer, de conquérir un être fort, par le charme irrésistible de la grâce et de la beauté.

La coquetterie mal dirigée peut devenir une passion violente et porter à des actes ridicules.

Lorsque la coquetterie se combine avec la vanité et les petites passions qui naissent de la richesse et de l'oisiveté, elle prend alors tous les caractères de l'ambition plus exclusive et en se pervertissant, cette sensibilité vive et profonde qui forme le plus bel attrait de la femme, étouffe en elle le germe des ces passions affectueuses, de ces vertus qui servent de base à la félicité domestique et au bonheur de la société.

La dissimulation n'est pas une passion, mais une habitude de caractère et de cacher ses sentiments. Quelle que soit d'ailleurs leur nature, elle agit comme les passions. Ainsi que la crainte de la défiance elle se trouve toujours plus dans la nature de la femme comme chez les autres animaux paisibles et faibles en général, qu'à la nature de l'homme et celle d'autres animaux, dont la franchise est le résultat du courage et de la force physique.

Quant à l'amitié, on ne peut se dissimuler que plusieurs circonstances s'opposent à ce que les femmes éprouvent aussi bien que les hommes, ce sentiment. Leur mobilité extrême, leur imagination ardente et inconstante, sont autant de circonstances qui permettent difficilement aux femmes de se livrer à ce sentiment contraire à leur nature. Du reste quand cette passion généreuse et consolante est éprouvée par une femme, elle est plus délicate, plus tendre, plus caressante et plus aimable.

« La force instinctive qui pousse au rapprochement des sexes, aux fins de la perpétuité de l'espèce, a des aspects bien divers, des manifestations extrêmement complexes et bizares. Si l'amour, dans sa sublimité, a été le modèle d'actions admirables et éclatantes, il a été aussi et est de tous les jours le modèle d'actes ridicules ou abominables. Ce n'est, en effet, qu'en vertu d'une illusion que l'individu croit rechercher le plaisir. Illusion encore lorsqu'il croit choisir librement ; ce n'est que l'espèce qui se sert de lui pour arriver à ses fins. Le plaisir n'est qu'un bandeau mis sur ses yeux, car l'homme qui fait l'amour se sacrifie. Aussi Chamfort a dit très justement : « La nature ne songe qu'au maintien de l'espèce, et pour la perpétuer, elle n'a que faire de notre sottise... A ne consulter que la raison, quel est l'homme qui voudrait être père et se préparer tant de soucis pour un long avenir ? Quelle femme, pour une épilepsie de quelques minutes, se donnerait une maladie d'une année entière ? » Et puis dans la sexualité, à coté du plaisir lui-même, il y a surtout la recherche de l'apaisement : « Ce besoin de répéter, de dépouiller l'excitation sexuelle ».

Comme le fait remarquer Schopenhauer « La seule chose qui nous est donnée directement, immédiatement, c'est le besoin, c'est-à-dire la souffrance. Quant à la cause qui nous satisfait, quant au plaisir de cette satisfaction, nous ne le connaissons que d'une manière indirecte, par le souvenir de quelque souffrance, de quelque besoin antérieur, qui a cessé par cette satisfaction. » Ce qui revient à dire qu'éprouver du bonheur ce n'est pas autre chose qu'être délivré d'une souffrance, d'une privation. Il n'en va guère autrement de la satisfaction sexuelle, et les manifestations de la vie génitale sont presque toujours contraires à nos intérêts individuels.

Comme nous l'avons dit, le plaisir n'est qu'un moyen, un piège que l'espèce tend à l'individu avec la volonté de le conduire à ses fins sans qu'il s'en doute. Aussi la chasteté est bien plus souvent de l'égoïsme qu'une vertu... Ainsi pour tromper notre égoïsme et dans l'intérêt de l'espèce, la nature nous aveugle par la volupté... L'homme se forme un idéal qu'il poursuit sans trêve à travers le monde. Produit des tendances organiques héréditaires ou acquises, cet idéal est le portrait de l'être qui donnerait une « union féconde en résultats utiles pour l'espèce »... Il existe une association manifeste entre le besoin sexuel et d'autres sensations. C'est là un fait démontré et reconnu par tous les psychologues.

Pour les sensations génitales cela va de soi : ce sont les plus importantes et ce sont elles qui jouent le rôle principal dans la vie sexuelle de chaque individu... « Lorsque deux sensations, de même que deux idées, dit J. Le Roux, se sont associées un très grand nombre de fois, ont existé simultanément dans la conscience, se sont renforcées réciproquement, l'une d'elles ne peut apparaître sans que l'autre surgisse parallèlement.

De même dès que le besoin sexuel acquiert une intensité assez grande, pour apparaître dans la conscience, il fait surgir tout un monde d'images. Inversement, percevons-nous une sensation qui, antérieurement, s'est associée au besoin sexuel, qu'immédiatement, celui-ci renforcé, fait son apparition. (Dr E. Laurent. *Fétichistes et érotomanes*, Paris, 1905.

II

Les femmes éprouvent-elles plus vivement que les hommes les plaisirs de l'amour !

Cette question fit naguère le sujet d'une thèse soutenue à Paris. L'auteur concluait à l'affirmative. Cette manière de voir donna lieu aux justes réclamations de Roussel, parce que, en effet, cette question n'est pas de nature à être décidée absolument et que le plaisir amoureux présente une nuance particulière, qu'il n'est sans doute ni plus, ni moins énergique, mais qui est autre, qu'il ne peut être comparé sous aucun rapport à celui que l'homme éprouve dans les mêmes conditions.

Quoi qu'il en soit, voici d'autres opinions :

Certains prétendent que la femme jouit plus que l'homme parce que, disent-ils, l'appareil voluptueux féminin s'y prête davantage, étant plus compliqué que celui de l'homme. Le vagin est l'organe essentiel du plaisir, il éprouve la sensation dans toute sa longueur, de plus les nymphes et les grandes lèvres entrent, au moment du coït, en turgescence et le clitoris complète par sa sensibilité excessive cet ensemble d'organes voluptueux, tandis que dans l'homme, la verge constitue seule l'instrument de la jouissance, et encore n'est-ce que le gland qui en est le siège. En résumé, la femme serait plus sensible à l'excitation, parce que son appareil présente une plus grande superficie et, en ce qu'étant passive dans l'acte sexuel, elle peut facilement percevoir, dans sa plénitude, la sensation voluptueuse.

D'autres prétendent au contraire que la femme est plus froide aux plaisirs sexuels. Et ils disent que la preuve en est en ce que la grande partie des courtisanes ont une indifférence marquée pour les rapports sexuels. Cette raison ne saurait être admise, étant donné que l'abus conduit à l'indifférence.

D'un autre côté il faut remarquer que la prostituée se donne pour de l'argent, et qu'elle consent au coït, la plupart du temps, avec des individus qu'elle n'a jamais vus jusqu'alors, et qui même souvent lui répugnent. Ne voit-on pas encore la majeure partie de ces femmes avoir un amant de cœur avec qui elles éprouvent le plaisir que ne leur donne pas l'amant de passage.

La majorité des auteurs incline pour la sensibilité moindre de la femme dans l'acte sexuel.

« La femme, dit Sergi, veut être courtisée et aimée par l'homme, mais elle lui cède comme une victime. J'en ai connu qui haïssaient les approches sexuelles, bien qu'elles adorassent leurs maris ; d'autres qui, jeunes filles, croyaient trouver dans le mariage une source de jouissances, ont confessé n'y avoir trouvé que de l'ennui ».

« On sait, dit Lombroso, que ce n'est qu'à force de caresses et de chatouillements qu'on amène la femme à céder avec quelque plaisir ; autrement elle reste froide et n'éprouve, ni ne donne de jouissance. Dans plusieurs races inférieures, on se sert de moyens barbares pour exciter les femmes, l'homme subit même des opérations douloureuses pour acquérir ces moyens. Ce qui montre qu'on reconnaît instinctivement, jusqu'au plus bas degré de la civilisation, le peu de sensibilité génitale de la femme ».

Ne voit-on pas des jeunes filles épouser des vieillards ? D'autres encore avec une parfaite indifférence, céder à un homme qu'elles avaient d'abord repoussé.

« C'est une sottise vaniteuse, dit Michelet, de l'homme, de croire que la femme lui cède, vaincue par l'amour physique. Cette erreur peut s'excuser chez les enfants, chez les novices, mais elle est bien ridicule pour tous ceux qui ont un peu d'expérience. Quiconque connaît la femme sait bien que presque toutes n'y mettent que de la complaisance et de la bonté ».

Beaucoup ont trouvé une raison de la moindre sensibilité de la femme en ce que la chasteté a pu leur être imposée assez facilement, tandis qu'il a été impossible d'y contraindre l'homme. Beaucoup de femmes observent fidèlement la foi jurée dans le mariage, et qui n'est, le plus souvent, qu'apparente chez le mari.

« Les opinions contraire sur la sensibilité de la femme dérivent, dit Lombroso, de ce que, chose apparemment contradictoire, l'amour est le fait capital de la vie de la femme. Mais cela résulte moins de ses désirs érotiques que du besoin de satisfaire l'instinct de la maternité ».

L'homme aime dans la femme les organes sexuels, la femme aime dans l'homme le père de ses enfants.

En résumé, la femme possède un érotisme moindre que l'homme, mais sa sexualité est supérieure. Cependant il est à remarquer qu'une fois excitée la femme est bien tenace dans les choses de l'amour et qu'il se trouve souvent des exceptions bizarres, ce qui amène à penser que si, étant moins portée aux plaisirs sexuels, elle foule parfois toutes convenances, c'est qu'elle a plus de dispositions au vice.

On a décrit les amours des crapauds, des grenouilles, dont les embrassements durent plusieurs jours ; les mâles paraissent tellement absorbés dans leurs jouissances, qu'on peut leur couper et brûler les cuisses sans leur faire lâcher prise. Il paraît donc que la nature a donné au mâle une volupté plus impétueuse qu'à l'autre sexe qui, dans toutes les classes d'animaux, à peu d'exceptions près, se fait contraindre. Aussi tous les mâles usent plus fortement leur vie et jouissent généralement plus tôt que les dépositaires et les gardiennes de l'espèce, qui peut-être n'ont pas moins d'ardeur réelle.

III

La volupté dans les deux sexes

Les organes génitaux envisagés isolément n'ont qu'un rôle plus primitif, ils constituent de simples conduits d'évacuation de liquides, de l'urine chez l'homme, du sang des règles chez la femme. Mais dès qu'ils sont en contact réunis et agencés les rôles changent, ils remplissent alors la fonction réelle pour laquelle ils ont été institués, la reproduction. Du cœur, le sang s'y porte avec violence pour les animer et aussitôt leur couleur, leur volume, leur forme et leur aspect, changent du tout au tout. Ils étaient mous, ils étaient froids et pâles, ils se congestionnent. se colorent et s'érigent en devenant rouges,durs, chauds et brûlants.

A l'état normal ce phénomène est provoqué chez les deux sexes par un besoin réel des sens, ou un violent désir de l'esprit. Dans le premier cas, il est le siège évident de la manifestation de l'organisme vénérien, dans le deuxième, il est l'expression de l'amour. En réalité il ne peut être complet et énergique que s'il est produit par les deux à la fois Il est évident qu'il peut résulter de l'un ou de l'autre séparément, car la copulation peut se faire sans amour ; mais avec l'amour, le plaisir pur et la volupté ineffable sont seuls possibles. La volupté n'est complète que lorsque le désir des sens se joint à l'amour des êtres l'un pour l'autre.

L'évacuation du sperme donne bien la jouissance mais non la volupté proprement dite. Si l'éjaculation est spéciale à l'homme, la femme, sous l'influence de la contraction spasmodique des organes internes, projette hors de ses organes externes un liquide contenu en assez grande abondance dans les glandes vulvo-vaginales. Encore cette projection de liquide qui se produit chez la femme, au moment où elle parvient à son plus haut degré de surexcitabilité voluptueuse, ne s'observe pas toujours chez toutes les femmes. Lorsqu'elle a lieu, elle est ordinairement suivie d'une détente, d'abattement nerveux analogue, mais bien moins prononcé à celui qu'éprouve l'homme après l'éjaculation.

La sensation voluptueuse est déterminée par le frottement de la verge contre le vagin, par la pression que lui font subir les parois érectiles de cet organe. Cet état de distension et de congestion des muqueuses cause de l'érection, exalte la sensibilité de ces parties, rend plus vive l'impressionnabilité et la perception des impressions qui s'accompagnent d'une modification circulatoire du système nerveux et de quelques régions du cerveau ; c'est ce qu'on nomme la volupté, et cette volupté, par la corrélation de divers phénomènes provoqués par les mouvements, fait que chaque sensation influe à la fois sur les deux sexes et concourent à causer le summum de l'excitation mutuelle et réciproque.

Comme nous l'avons dit la femme n'est pas seulement femme par un endroit, mais encore par toutes les faces par lesquelles elle peut être envisagée. Aussitôt qu'elle est apte à concevoir, tout s'anime en elle, ses yeux, auparavant muets, acquièrent de l'éclat et de l'expression, tout ce que les grâces légères et naïves ont de piquant, tout ce que la jeunesse a de fraîcheur brille dans sa personne.

Dans ce nouvel état, il résulte en elle une surabondance de vie qui cherche à se répandre et à se communiquer. Elle est avertie dans ce besoin par de tendres inquiétudes, par des élans qui ne sont que la voix tyrannique et douce de la volupté. Pour intéresser puissamment toute la nature à sa situation, elle semble appeler les plaisirs à son secours. Alors tout s'empare, tout vole au devant de la beauté, pour la servir et briguer le bonheur de recevoir ses charmes.

Tels sont les préludes du grand acte de la génération et c'est pour cette raison qu'on a créé la femme plus voluptueuse.

Les législateurs de l'antiquité, qui semblent avoir tout prévu, ont réglé jusqu'au devoir conjugal. Zoroastre le prescrivait une fois en neuf jours ; Solon établit le minimum à trois fois par mois. Mahomet ordonne que si le musulman ne voit pas au moins une fois par semaine, chacune de ses femmes, elle a le droit de demander le divorce. Par la loi Judaïque, c'est être homicide que de ne pas travailler à la propagation, et, dans l'Inde, toute femme non mariée ou même mariée stérile, tombe dans le dernier mépris.

Il ne saurait être inutile, par conséquent, de connaître jusqu'où vont les forces naturelles de l'homme et de la femme, dans l'acte charnel.

Il est de toute évidence que la femme est capable de soutenir plus d'assauts que l'homme n'en pourra fournir. On cite, il est vrai, quelques exceptions ; c'estainsi que Proculus, général romain, très vigoureux, défiora, dit-on, dix prisonnières de guerre en une nuit. Il est des femmes qui quoique n'ayant aucun intérêt à surfaire ce genre, ont avoué avoir compté dix ou onze actes complets du même homme durant une nuit. C'est possible... mais d'ordinaire ces sortes d'efforts ne passent guère cinq ou six actes au plus, avec émission de liquide séminal, et les hommes qui tentent d'aller au-delà, ou n'évacuent plus, ou même rendent quelquefois du sang dans ces périlleux tours de force.

Mais la femme, en général, résiste plus longuement à des entreprises multipliées. On a vu une fille publique, déjà livrée à la débauche depuis quelque temps, s'abandonner une nuit à vingt-et-un soldats. Elle éprouva une violente hémorrhagie par la matrice qui la fit rapidement succomber.

Messaline fut le type de la femme vraiment insatiable, l'histoire nous rapporte qu'elle soutint vingt-cinq embrassements sans être satisfaite encore, quoique rompue de fatigue.

Il paraît donc qu'en cette occasion la femme vaut deux ou trois hommes.

C'est surtout à la fin des règles qu'elle est plus ardente.

On a prétendu trouver dans les phénomènes purement locaux et mécaniques de l'acte charnel, tout le secret des plaisirs de la volupté qui en résulte.

Après la période des caresses, des baisers et des attouchements, sous l'influence desquels, l'éréthisme vénérien fait entrer les organes en érection, par la stimulation et l'excitation générale qui se produisent. On fait dériver toutes les suites vivifiantes du mécanisme seul de l'intromission et du frottement des organes, comme si ce résultat n'était pas essentiellement variable et transitoire, suivant le tempérament, l'âge et les dispositions du moment.

Cela n'est donc pas absolument exact ; il est certain que les excitations ne sont pas sans action sur le réveil du désir, souvent inerte ou paresseux, qui ne sort de son apathie qu'à la vue d'une belle femme ou à la suite d'attouchements licencieux. Mais l'éréthisme général, comme l'érection locale et par suite les plaisirs, la volupté, chez les deux sexes, ne se manifestent que sous l'influence du sens intime de l'âme et de l'imagination : c'est-à-dire de la partie intellectuelle de l'être.

La femme violée ou contrainte à l'acte génésique avec un homme que son cœur repousse reste passive dans l'acte qu'elle laisse accomplir sans volupté. Et cependant l'excitation extérieure ne lui a pas manqué, les frottements ont lieu comme d'habitude et tandis que dans d'autres circonstances, ils l'eusssent plongée dans des ravissements frénétiques, ils la laissent froide et insensible, parce que l'attrait moral lui a fait défaut.

IV

L'amour dans les tempéraments

L'homme sanguin aux formes arrondies, à la coloration animée, aux regards doux, ressent à un haut degré les aiguillons de la chair. Généralement doué d'un esprit mobile et léger, peu susceptible d'impressions durables, il n'a pas de constance, donc point de chagrins d'amour. C'est le séducteur né du beau sexe. Souvent il charme par sa bonne mine, ses bonnes façons, sa parole chaude et persuasive, son esprit doux et bon, ses allures franches et loyales. C'est quelquefois aussi dans ce type qu'on trouve ces beaux hommes insignifiants et bêtes, dont les femmes raffolent.

L'homme de cette constitution est incapable de fixer son cœur ; plus son ardeur est brûlante, plus elle s'éteint rapidement. Il ne connaît de l'amour que les plaisirs et la volupté.

Le bilieux est tout l'opposé du précédent. Doué d'une physionomie expressive, tout manifeste en lui la passion énergique et durable, les femmes ne le trouvent pas toujours bel homme, mais elles ne le dédaignent point cependant. Il les domine par sa puissance, elles sont en quelque sorte entraînées à l'aimer, car c'est chez lui qu'elles trouvent l'amour durable.

Il veut être aimé pour lui-même, il est quelquefois confiant, mais plus souvent jaloux, et alors il est terrible. C'est le type de l'amour avec son bonheur et ses larmes, ses voluptés et ses tortures, ses sacrifices et sa fidélité.

Le mélancolique est frêle et grêle, sa faiblesse physique le rend défiant de lui-même ; c'est l'homme aux rêveries pastorales ; à lui les ruisseaux et les sentiers ombreux et déserts ; à lui le culte et la beauté inconnue et idéale. Il n'ose faire un aveu à une femme, mais en revanche il en fait à la lune !

Les femmes ne recherchent guère cet amoureux transi, mais s'il aime et qu'il trouve une femme qui l'aime, il ne la quittera plus.

Le lymphatique, doué d'une constitution molle et blafarde, est peu porté à l'amour. Il l'éprouve à peine comme un besoin physique ; comme sentiment, il ne le comprend pas. Il est trop ami de sa tranquillité pour s'aventurer sur ce terrain. Il ne faut pas lui parler d'amour malheureux, de jalousie, de soupirs et de larmes, il n'admet pas de passion vive, c'est une homme raisonnable. Il n'est ni vicieux, ni vertueux, il est ennemi des extrêmes, voilà tout, et traite de fous ceux que l'amour égare.

Chez les femmes les mêmes différences ont lieu, mais d'une manière moins vive et moins marquée ; leurs constitutions ne sont pas aussi tranchées que chez l'homme.

Les femmes sanguines, lymphatiques, sont faites pour éprouver l'amour ; chez elles les sentiments sont fugaces et peu profonds. Il n'en est pas ainsi chez la brune ; hardiment organisée, ses yeux sont noirs et perçants, ses traits expressifs, ses poses voluptueuses, tout en elle indique les passions ardentes. Son amour est durable, emporté, jaloux ; il brave les obstacles, les attaque et les renverse. Contrarié, méconnu, il s'emporte et se venge ; elle ne recule pas devant la vengeance audacieuse et perfide, à elle le vitriol et le revolver !

La blonde est pleine de tendresse et de sensibilité ; elle a davantage que la précédente ce qu'on rêve dans une femme, son visage est doux, sentimental, ses yeux craintifs, sa complexion délicate, sa taille svelte, sa peau blanche et fine. Elle exhale comme un parfum d'amour chaste !

Quand elle aime, elle est entièrement dévouée. Il semble qu'il lui faille peu de choses pour être heureuse. Mais malheureusement elle a peu de consistance dans le cœur et dans l'esprit. Incapable d'une résistance aussi énergique que la brune, elle est facilement accessible aux séductions, aux faiblesses qui conduisent à l'infidélité.

Quand la femme brune devient libertine, c'est par énergie, quand la blonde le devient c'est par nonchalance.

Cependant on doit dire que ce qui précède n'est pas une règle générale ; il y a entre les femmes de ces deux types, des variétés infinies qui viennent contrebalancer les défauts et les qualités.

Une brune peut avoir le cœur d'une blonde et réciproquement. Certaines blondes sont capables de toutes roueries, de toutes les méchancetés, de toutes les audaces.

***

Insuffisance ovarienne : 1° Le corps thyroïde précède à la croissance de la taille. Quand il est atteint d'insuffisance, la taille reste courte. Quand au contraire, il est hypersécrétant, les os s'allongent outre mesure et la taille devient longue. Quand les ovaires ont une activité normale, les sécrétions thyroïdiennes sont également normales, d'où la taille reste moyenne, c'est-à-dire à 1.60 environ. Mais quand les ovaires ne fonctionnent pas ou fonctionnent mal, comme nous l'avons vu, le corps thyroïde, lui, dégagé du poids des sécrétions ovariennes, se met à hypersécréter, d'où l'allongement démesuré de la taille. Quand l'insuffisance ovarienne existe dans la puberté (12 ans) et que le corps thyroïde n'est pas lui-même atteint d'insuffisance, alors ces jeunes filles atteignent une taille plus élevée que celle de leurs parents. Aussi, dès l'âge de 15 ans, et à plus forte raison à 18 ans, ces filles ont-elles déjà l'air d'une « asperge » grosse ou maigre.

2° L'obésité est très fréquente chez ces filles, mais elle peut survenir plus tard seulement. Le plus souvent, elle est localisée exclusivement aux seins ou au ventre, ou bien, aux seins et au ventre à la fois.

3° Leurs joues sont rondes et rouges.

4° Surtout si la taille n'est pas très allongée, ces filles sont velues : poils à la figure, poils aux avants bras, poils aux cuisses.

5° Leurs règles sont toujours très au-dessous de la normale et tarissent de bonne heure.

. . . .

Tempérament sexuel : Les ovaires ainsi que tous les organes génitaux, étant peu développés, ces filles ne sentent pas le besoin de l'acte sexuel, d'où leur tempérament plus ou moins indifférent : il est très difficile de les exciter à l'amour : elles jouissent rarement et avec beaucoup de difficulté.

. . . .

Ovarie normale : Quand les ovaires sécrètent, ce que nous appelons, d'une façon moyenne, cela constitue l'ovarie normale. L'aspect extérieur de ces femmes est intermédiaire entre ceux de l'hyperovarienne et de l'insuffisante. C'est souvent la taille de l'hyperovariennne, mais avec une certaine obésité généralisée. Ses joues sont, plutôt, rondes et tant soit peu colorées ; la poitrine est mieux faite et les bras ont un certain volume. Le ventre est peu visible. Leurs règles durent 4-5 jours et remplissent 12-15 serviettes facilement.

. . . .

Tempérament sexuel : Il est normal, c'est-à-dire que ces filles s'excitent assez facilement et jouissent aisément de l'acte conjugal. Une relation par jour leur suffit, mais elles sont plus excitées pendant les règles et les jours qui suivent.

. . . .

Signes d'hyperovarie : Quand les ovaires sont très bien constituées, ils sécrètent en abondance, c'est ce que l'on appelle l'hyperovarie.

Les signes de cet état sont les suivants : 1° Comme la sécrétion thyroïdienne est ralentie par celle des ovaires, la taille est moyenne, (1 m. 60 environ) ; 2° ces filles sont généralement maigres ; 3° elles ont les joues plates et légèrement anémiées ; 4° aucun poil à la figure, ni aux bras, ni aux cuisses ; 5° les seins sont petits et fermes, avec les bouts bien développées ; 6° le ventre est plat.

. . . .

Tempérament sexuel : Il est très développé, et l'homme doit être bien constitué pour pouvoir arriver à calmer ces femmes. Dans le cas contraire, c'est la ruine de la santé de tous les deux, c'est la discorde, l'infidélité, la jalousie avec toutes ses conséquences, car ces femmes ont un besoin incessant de coït, qui peut se répéter plusieurs fois dans les 24 heures... (Dr B. Zénope. *Comment choisir sa femme ou son mari,* 1917).

D'après la théorie du docteur Zénope, on peut conclure :

1° Que les *jeunes* femmes de grande taille, ou petite avec tendance à l'obésité, avec des poils naissants au visage, sont les frigides.

2° Les femmes normales sont en revanche de

taille moyenne, tout étant bien proportionnées, les formes féminines bien accusées.

3° Les maigres, au teint pâle ou avec tendance au jaune, la taille dépassant légèrement la moyenne, sont des ardentes.

Zénope dit autre part, dans le même ouvrage :

« L'étroitesse, ou la largeur d'une femme dépendent des dimensions de son bassin. Le bassin c'est tout l'ensemble d'os qui constitue le bas-ventre de la femme..... Le bassin, vu d'avant et de bas, présente une espèce d'angle qui peut être obtus ou aigu. C'est dans cet angle que se trouve l'entrée du vagin. Quand le bassin est large, cet angle est obtus, donc l'entrée vaginale, large. Quandle bassin est étroit, cet angle est aigu, d'où une entrée vaginale étroite ».

V

Physiologie de l'acte génésique.
Organes et fonctions des organes

La physiologie est une science qui traite de la vie et des fonctions, ou si on préfère des actions organiques par lesquelles la vie se manifeste ; mais pour bien comprendre cette action physiologique, il faut aussi connaître l'action physique qui s'offre à notre vue dans la nature, sous forme d'organes et savoir ce que sont ces organes.

Pour ce qui nous occupe, nous ne nous étendrons que très succinctement sur le caractère physique propre aux organes qui entrent en jeu dans l'acte génésique, pour considérer plus amplement leurs fonctions, c'est-à-dire le mécanisme de leurs fonctions et l'effet produit dans l'un et l'autre sexe.

Chez la femme la *vulve*, est formée de grandes et de petites lèvres, entre lesquelles se trouve une fente perpendiculaire qui conduit à l'ouverture du vagin ; la vulve tout entière présente un ensemble de facultés érectiles, la membrane muqueuse qui s'étend sur tout l'appareil vulvaire, est très sensible et prend une notable part au plaisir qu'éprouvent les femmes dans le coït. Les petites lèvres ont surtout des propriétés érectiles qui les font se rapprocher, sous ce rapport du clitoris. Dans le coït, comme dans l'attouchement elles deviennent le siège d'une sensation fortement voluptueuse.

Le *clitoris*, est chez la femme, ce que le membre viril est chez l'homme, construit comme celui-ci, mais non perforé, il est capable d'érection et jouit d'un extrême sensibilité. Il est le siège principal de la volupté pendant l'acte génésique et lorsqu'il est soumis à diverses manœuvres, titillations, frictions, succion, etc.

Le *vagin* n'est autre chose que le tube, le conduit qui unit la matrice à la vulve et où se loge la verge de l'homme pendant le coït. Les plis transversaux qui le tapissent abondamment contribuent à exciter le gland par les frottements qu'ils exercent sur sa surface.

Les organes érectiles de la femme sont constitués d'après un type analogue à ceux de l'homme, mais, si chez ce dernier l'érection est une condition indispensable pour l'exercice des fonctions génitales, en dehors de la sensation de plaisir qui s'y rattache, chez la femme, ces appareils sont disposés exclusivement pour un but de volupté. Les mouvements érectiles chez la femme sont aussi compliqués que chez l'homme Par l'érection du clitoris, le gland de cet organe est poussé vers l'axe de la vulve, de façon à être soumis aux frottements de la verge. Les bulbes du vagin en augmentant de volume, rétrécissent son entrée et développent ainsi la sensation voluptueuse du mâle, en même temps le muscle constricteur du vagin refoule le sang de ces organes vers le clitoris et en complète l'érection.

Le *sein* de la femme, étant en rapport intime avec les parties sexuelles, mérite une description. Pendant l'état normal, en l'absence de la grossesse, le sein forme une partie séduisante de la beauté physique et les femmes de l'antiquité lui avaient voué un culte tout particulier, elles en prenaient un grand soin pour lui conserver le plus longtemps possible sa forme virginale. Mais outre que la forme, la fraîcheur et le volume du sein dépendent beaucoup de la vie physiologique, du climat et même de la nationalité et des mœurs, il est vrai aussi que son attrait dépend exclusivement des dispositions, de la constitution et de la santé du sujet. Donc le sein vient et disparaît selon l'influence physique à laquelle il est soumis. Mais la beauté la plus brillante du sein de la femme consiste dans l'acte de la nutrition, comme glande pourvue de conduits lactifères qui finissent vers les plis fins de la papille et de l'aréole, sensible comme tout le sein, forme une riche texture cellulaire qui lui donne sa forme ronde et sa molle et attrayante consistance. Le mamelon est constitué par un tissu érectile très sensible qui le fait s'ériger sous les caresses et les titillations ; chez certaines femmes, lorsqu'il est excité, il provoque un véritable spasme voluptueux et, dans tous les cas, prédispose singulièrement à l'acte sexuel.

L'*hymen*, cette membrane dont l'existence a été mise en doute par des anatomistes célèbres, est constitué par une membrane charnue, forte ; mince chez les enfants et plus consistante chez les femmes adultes. Elle est située au-dessus de l'orifice vulvaire à l'entrée immédiate du vagin. Cette membrane est percée d'une ouverture ronde, quelquefois si étroite qu'on pourrait à peine y introduire le bout du petit doigt. On cite l'exemple de femmes qui ont accompli le coït sans que l'hymen fût rompu ; cela tient alors à son élasticité, il cède à la pression du membre viril sans se déchirer. Et, dans ces conditions, il peut faire accuser une vierge et engager un mari jaloux à reprocher injustement à sa jeune femme une jouissance illicite et prématurée.

Chez l'homme, l'organe essentiel de la copulation est la *verge*, cet organe est toujours composé de deux parties distinctes, qui présentent des différences de structure et d'organisation en rapport avec l'usage auquel elles sont destinées. Ces deux parties sont le corps caverneux et le gland. Le corps caverneux de la verge est le foyer d'érection par lequel l'organe acquiert cette turgescence spéciale, indispensable à l'accomplissement du coït. Nous empruntons au Dr Jacoud le mécanisme de l'érection : « Une sensation visuelle ou tactile, un rêve ou un simple souvenir provoque un premier acte reflexe qui dilate les artères des appareils érectiles. Le sang déverse brusquement dans ces parties est arrêté dans le corps caverneux par la fermeture autoclave de leurs veines. En même temps le sang est versé en abondance dans le gland, mais comme il s'en échappe sans obstacle, il n'y provoque qu'une simple turgescence et un vague désir de volupté ; bientôt les frottements répétés du gland appellent, par un nouvel acte reflexe, la contracture des muscles. Les veines de ces parties sont comprimées en même temps que le sang est refoulé d'arrière en avant. L'érection du gland est complète, l'orgasme vénérien à son apogée et un troisième acte reflexe, portant sur les glandes séminales, provoque l'éjaculation. Alors les artères se resserrent et le sang accumulé dans les organes érectiles s'écoule par les voies normales. » Les *testicules* étant des organes absolument passifs dans le coït, nous n'en parlerons pas davantage.

Le *coït* ou acte génésique est rendu possible, chez l'homme, par l'érection, le membre viril pénètre dans le vagin après avoir écarté les grandes et les petites lèvres, le liquide secrété par les glandes vaginales favorise le glissement et l'introduction complète du pénis. La turgescence s'accroît, les impressions du tact deviennent plus vives et de plus en plus voluptueuses, les parois du vagin entrent aussi en action et se ressèrent pour presser de toute part la verge, le clitoris se raidit et s'abaisse pour entrer en contact, grandes et petites lèvres sont en jeu, tout concourt à l'embrasement du membre. Les muscles du mâle se contractent plus fortement à la suite des frottements du gland, le dos de la verge contre le clitoris et contre l'ouverture de la vulve, amène par action réflexe la contraction des muscles du vagin ; la turgescence de l'appareil érectile de la femme est considérable ; celui du mâle est en feu.

De la part de l'homme, le premier mouvement du coït est un mouvement d'impulsion, soit unique, soit oscillant du bassin en avant et en haut. Lorsqu'après quelques secondes ou plusieurs minutes, les impressions exercées par les frottements réitérés de l'organe mâle sur la paroi vulvo-vaginale, ont porté les perceptions sensitives correspondantes à un certain degré d'intensité, divers phénomènes se produisent. D'une part, survient une rapide sensation, particulière, indéfinissable, souvent avec une sorte d'anéantissement, sentiment de chaleur le long de l'épine dorsale, contractions involontaires des muscles, mouvements respiratoires courts et répétés avec ou sans cris et accélération du pouls.

En même temps, les mouvements de propulsion, par le bassin, de la verge maintenue au fond du vagin, s'accélèrent, puis survient la contraction des voies d'excrétion du sperme ; ce fait amène la projection du liquide et la terminaison du coït.

De la part de la femme, le premier acte du coït est un mouvement de retrait du bassin au premier contact viril, mais, comme pour les femelles de beaucoup d'autres espèces, lorsque sont développés les sentiments, les désirs suscités par l'état congestif des organes, il peut en être autrement.

Les sensations varient d'intensité d'un individu à l'autre, elles déterminent des mouvements de propulsion du bassin en sens inverse de ceux exécutés par l'homme, suivis de ceux de retrait, coïncidant aussi avec le retrait partiel de l'organe mâle. Dans ce dernier mouvement, la paroi vaginale revient sur elle-même en se contractant de haut en bas et pressant sur le gland surtout : ici les contacts se réduisent à celui de la verge et du bourrelet du gland ou du prépuce, revenu sur ce dernier, avec les rugosités transversales de la muqueuse.

La corrélation de ces divers phénomènes fait que chaque sensation, par les mouvements qu'elle suscite, volontaire ou non, influe à la fois sur les deux sexes et concourt à causer le summum de l'excitation mutuelle et réciproque qui amène l'éjaculation.

La jouissance observée chez l'homme à la fin du coït survient aussi chez la femme, elle peut même se manifester avant que l'éjaculation survienne chez le mâle ; mais en général elle débute avec la sensation de chaleur et de dilatation voluptueuse que cause le déversement brusque et par secousses répétées du sperme dans le vagin.

Il est en outre certain qu'il n'y a aucune sorte d'éjaculation chez la femme au moment du coït.

Chez plusieurs, c'est seulement au moment de l'orgasme ou crise sensorielle terminale qu'a lieu l'écoulement du liquide limpide, glissant et filant, des glandes vulvo-vaginales, tandis que, chez d'autres, on voit plus normalement ce liquide venir mouiller l'orifice vaginal, les petites lèvres et, par suite, faciliter la pénétration du gland par lubréfaction dès les premiers contacts avec ou sans préjudice pour un déversement final plus abondant.

La semence. — L'évacuation de la semence, en produisant cette ivrésse séduisante des plaisirs de l'amour, est la plus substantielle des humeurs, elle est aussi conforme à la nature que l'envie de boire et de manger, et les autres fonctions excrétoires de l'homme. Cet acte du plaisir se fait toujours sans préjudice de la santé, si la nature, sans irritation artificielle, en fait naître le besoin. C'est une action qui fait naître et couronne en même temps les plaisirs créateurs, dans lesquels se fondent tous les désirs de deux êtres pour en produire un troisième. En un mot, ce plaisir n'est que la vive sensation dont l'âme est occupée, nonobstant le système nerveux qui éprouve un ébranlement extrême.

L'homme est heureux d'approcher la femme qui a réveillé les besoins naturels en lui, et la femme elle-même est bientôt pénétrée du sentiment du plaisir. Ne les voyons-nous pas oublier les douleurs de l'enfantement pour se rendre à la première loi de la nature et aux désirs de son époux qui l'aime ? Que ce plaisir, comme nous l'avons dit, soit naturel dans les bras d'une femme chérie, il ne sera jamais désavantageux pour les forces qui se raniment d'autant plus que la passion est satisfaite au gré du cœur qui aime.

Mais ces plaisirs énervent le corps, dès qu'ils ne sont plus que la suite d'une imagination échauffée, ou d'une concupiscence déchaînée. C'est surtout chez la femme, plus sensible, plus nerveuse, qu'une vie déréglée a détruit la santé, des faiblesses d'estomac, une mauvaise digestion, le cœur indolent, le cerveau affaissé, etc. En résumé, ces excès amènent un tel état de langueur que le corps et l'âme semblent avoir perdu l'usage de toutes les fonctions. Hommes et femmes qui abusent des plaisirs de l'amour deviennent insensibles à toute union du cœur.

Un homme, mari ou amant, peut-il reconnaître physiquement si la femme qu'il va prendre pour la première fois, est vierge ?

A priori, nous dirons qu'il est très difficile à l'homme de savoir si sa compagne lui donne son innocence matérielle. Autant il est impossible presque, à une femme vierge d'affirmer sa pureté physique, si sa conformation est en opposition apparente avec sa chasteté, autant il est aisé à une femme qui n'est plus vierge de tromper sur l'état de ses organes l'homme qui la possède pour la première fois, de lui offrir la force d'une illusion, d'une réalité plutôt, si chère à ses désirs.

De même qu'une femme, par la façon de se donner, peut accroître le désir de l'amant ou peut l'empêcher de la posséder entièrement, de même une femme, par la façon d'offrir ses charmes à celui qu'elle a choisi, peut créer en lui la certitude que ces charmes sont purs de tout contact antérieur.

Les duperies de l'amour sont multiples, et l'on n'en finirait pas de les énumérer si l'on voulait les citer toutes. Elles relèvent, non seulement de l'attitude de la femme dans l'intimité, mais aussi de mille détours concernant plus spécialement le cabinet de toilette.

Donc, s'il est possible à la femme de dissimuler son état d'initiation à l'homme qui la prend dans une première caresse, il devient difficile, sinon impossible, pour ce dernier, de reconnaître l'état exact de l'autel de Vénus.

Etant donné qu'il se rencontre des cas particuliers où une jeune fille absolument intacte peut être conformée comme une femme déflorée, c'est à-dire qu'étant vierge, la membrane hymen fait défaut, on se trouve entre deux alternatives : ou bien la femme est vierge et sa conformation accidentelle laisse supposer qu'elle ne l'est plus ; ou bien elle est initiée et ses artifices aident à ce qu'elle paraisse innocente.

En cette occurence, nous estimons que l'homme qui aime, ou qui désire une femme, doit profiter de sa soumission sans autre préoccupation, quant aux secrets ou à l'ignorance qui caractérisent son sexe.

Il est des vérités qui ne se peuvent démontrer. A quoi bon, puisque la nature a mis l'inconnu dans les choses de l'amour, chercher à se rendre amers les baisers par un trop grand souci de l'inconnu !

« Les automatismes nerveux héréditaires ou instinctifs produisent après le coït un effet de contraste profond. Lorsque l'appétit sexuel commence à se produire, les odeurs, surtout celles des organes sexuels, les attouchements, les mouvements, la vue de l'individu de l'autre sexe, en un mot tout ce qui a trait à son corps, attire puissamment et augmente le désir, en produisant une exitation voluptueuse plus forte que tout sentiment contraire, et qui donne souvent l'illusion de conduire au but final de la vie.

« A peine l'acte sexuel est-il consommé que tout s'évanouit comme un rêve. Ce qui était à l'instant d'avant l'objet du désir le plus violent devient importun ou indifférent, et excite parfois même un léger sentiment de dégoût, du moins en ce qui concerne certaines sensations d'odorat, parfois même de toucher et de vue... D'après Ferdy et d'autres auteurs, le museau de tanche exécute, pendant l'orgasme vénérien de la femme, des mouvements de succion du côté du gland. Je ne sais si le fait est exact, mais ce qui est certain, c'est que l'orgasme féminin est inutile à la conception..........

. . . .

Hygiène du mariage. — Qu'un mariage se conclue sur la base d'un libre consentement réciproque, que chaque partie sache exactement ce à quoi elle s'engage, que l'influence corruptrice de l'argent ne se fasse plus sentir, qu'on supprime toute réglementation inutile ou contre nature, ainsi que l'immixtion absolument superflue de la religion et d'une législation vermoulue et unique dans les liens de l'hyménée, que la femme enfin obtienne des droits égaux à ceux de l'homme ; alors l'amour et le respect mutuel seuls, combinés à l'appétit sexuel, constitueront les attaches intimes et directement personnelles du mariage. En même temps, les sentiments instinctifs et les devoirs légaux envers les enfants procréés lui fourniront un ciment complémentaire et durable. Chez les hommes dont le naturel est bon le sentiment instinctif de l'altruisme, c'est-à-dire la conscience, pousse à l'accomplissement des devoirs sociaux, sans qu'il soit besoin de faire intervenir l'obligation légale. Il nous reste encore à examiner quelques points spécialement médicaux. Le mari doit être plus âgé que la femme, en moyenne de six à douze ans. Dans une union monogame qui veut être durable, ce point est très important. La femme mûrit plus tôt que l'homme au point de vue sexuel et mental ; sa personnalité devient plus rapidement adulte que la sienne ; elle vieillit plus vite et perd plus tôt que lui sa faculté de procréer. divers peuples sauvages tournent la difficulté en se mariant comme tout jeunes garçons avec de toutes jeunes filles, puis en répudiant plus tard leur femme devenue vieille, pour en épouser une seconde encore jeune. Chez les peuples civilisés, l'homme se tire autrement d'affaire : il use de la prostitution. Dès sa jeunesse, il succombe à une corruption physique et morale qui se complique très souvent d'infection vénérienne, et il considère ensuite souvent le mariage comme une sorte d'asile pour incurables, où le rôle réservé à l'épouse est plus ou moins celui d'une ménagère et d'une infirmière à la fois.

« Il n'est pas très facile d'éviter ces deux écueils. .... Nous proposons un moyen terme et nous disons « Le jeune homme qui possède suffisamment d'énergie pour maîtriser son appétit sexuel ou celui dont l'appétit sexuel est assez modéré pour lui faciliter la continence jusqu'à l'âge d'environ 25 ans, de manière à lui permettre d'éviter en même temps la prostitution, les rapports sexuels passagers de la masturbation, ce jeune homme là, disons-nous,a toutes les chances de gagner le gros lots dans la vie........

De son côté, un jeune fille peut très bien se marier à 17 ou 18 ans, en tout cas de 18 à 19 ans. Elle est alors absolument mûre au point de vue sexuel et sa mentalité est suffisamment développée, de sorte que la différence d'âge que nous avons exigée peut être obtenue...... Dans le mariage, lorsque l'ivresse de la lune de miel est passée, la durée du bonheur conjugal repose sur une adaptation intime des deux conjoints dans leurs sentiments, leur intelligence etleur appétit sexuel, adaptation qui purifie l'amour des deux côtés. Le travail en commun, un idéal commun, des égards mutuels pleins d'affection mais sans gâterie et une éducation réciproques qui ne dégénère pas ni en remontrances pédantes, ni en tyrannie : Voilà les conditions principales du bonheur conjugal.

Ajoutons-y un ton toujours courtois et aimable ; la franchise et les prévenances....... Si notre mariage monogame veut être naturel et ne pas se payer de mots et d'illusions, il faut que les rapports sexuels demeurent intimes et constants, c'est-à-dire ne soient interrompus que pendant les courts intervalles répondant aux besoins naturels des deux conjoints, adaptés l'un à l'autre par concessions mutuelles » (A. Forel : *La question sexuelle*, 1919).

On ne peut qu'applaudir à ces sages conseils du Dr Forel. Et l'on ne doit pas oublier que la question sexuelle domine toujours le bonheur d'une union quelconque.

L'on ne saurait de même trop déconseiller aux jeunes gens la prostitution et tout ce qui en dérive. La continence jusqu'à ces dernières années a été considérée comme un épouvantail. L'on disait couramment qu'un jeune homme, avant de se marier, doit jeter sa gourme. C'est là une erreur préjudiciable à la santé de la nation tout entière.

« La dégénérescence d'une nation tout entière provient souvent des excès sexuels de la généralité des individus. Le paganisme qui avait élevé la sexualité à la hauteur d'une divinité, a entraîné la chute, par ce moyen, de tous les grands empires, de toutes les civilisations. Le christianisme au contraire a lutté contre cette tendance, il a créé la pudeur et de la décence qui sont les freins nécessaires. Aussi a-t-il régénéré l'espèce humaine et a procuré à la race blanche sa suprématie. Ce qui se passe pour l'individu se répète pour la collectivité et inversement. L'homme fort, tant au point de vue physique qu'au point de vue intellectuel, est celui qui se laisse conduire uniquement par le besoin physiologique et non par l'attrait trompeur que fait miroiter à ses yeux, l'imagination. C'est d'autant plus la sagesse que le plaisir voluptueux n'existe pas dans la réalité, il se réduit exactement à une crispation nerveuse qui dure au maximum trois secondes, au moment de l'éjaculation, tout le reste n'est que rêve, l'espoir jamais atteint d'une joie extraordinaire. Il est nécessaire cependant que l'imagination joue un certain rôle dans la création de cet attrait, sinon la plupart des hommes se détourneraient de l'acte sexuel et ce serait l'extinction du genre humain » (Dr Sapience : *Ce que nos fils doivent savoir à 18 ans*, 1925).

Voilà des paroles de sagesse que l'on pourrait répéter aussi bien aux adultes qu'aux jeunes gens.

VI

L'amour et l'attraction sexuelle

Le désir de l'accouplement est instinctif, puisque tout individu vierge lui obéit, de même ceux qui se sont déjà accouplés. Le mâle a besoin de répandre la liqueur spermatique, la femelle recherche à être fécondée, et l'un et l'autre savent instinctivement que ces besoins sont satisfaits par l'accouplement. La nature a créé des organes spéciaux qui ont pour but unique de rendre le sentiment du plaisir très vif. L'impression des sentiments est en général telle que parmi toutes les sensations de notre organisme, elle est la plus agréable et la plus recherchée.

L'adulte qui a déjà éprouvé ce plaisir en garde un souvenir extrêmement vif et ce souvenir dans la vie sexuelle intervient désormais pour l'exciter à l'accouplement.

Si les vierges, hommes et femmes, ne peuvent avoir aucune notion de ces jouissances, ils n'en sont pas moins poussés par l'instinct à s'accoupler dès que leur développement sexuel est arrivé à maturité.

Il est un fait digne de remarque c'est que le souvenir des sensations agréables suffit pour faire rechercher l'accouplement, sans que le sentiment de l'amour y soit pour rien : la recherche des sexes peut avoir lieu sans le désir seul de retrouver des sensations ; c'est ainsi que la prostitution en démontre la réalité.

A quelque point de vue que l'on se place au sujet du désir de la possession, des faits démontrent que lorsque ce désir est réciproque, l'accouplement a lieu fatalement. L'homme et la femme n'ignorent pas ce qu'il en est à cet égard et quel sera le résultat de l'affection partagée. C'est pourquoi le mâle fera tous ses efforts pour faire naître dans l'esprit de la femelle un sentiment analogue à celui qu'il éprouve ; mais il ne faudrait pas croire que les preuves d'affection que demande l'amant à l'amante effacent le désir de l'union sexuelle pour un instant, car il faut remarquer que les caresses et les baisers se rattachent à la copulation elle-même.

L'accouplement étant accompli, l'amant et l'amante recherchent à se procurer le plus souvent possible les sensations éprouvées, car à l'affection réelle se mêlera toujours le souvenir du plaisir ressenti, quelles que soient l'énergie et la puissance de l'amour, elle ne suffit pas à elle seule pour satisfaire le couple. Si, par suite de circonstances, l'accouplement ne pouvait avoir lieu, on verrait rapidement le désir diminuer et disparaître. Il en est de même lorsque la possession a donné satisfaction au désir, comme il arrive très souvent que même après une affection très vive, l'amour se change subitemeut en aversion. Ce résultat est dû à ce que l'idéal physique n'a pas été à la hauteur de ce que le couple attendait.

Le besoin d'accouplement est ordinairement plus impérieux chez le mâle et plus complet que chez la femelle, celle-ci obéit moins facilement que l'homme aux impulsions sexuelles, ce qui tendrait à prouver que l'amour joue chez elles un rôle plus important. Seulement il faut envisager la question de prudence et de réserve, ainsi que le prix qu'elle attache à la chasteté, cela peut nous induire en erreur sur le sentiment vrai de la femme à cet égard.

Il faut maintenant envisager le cas où l'adolescent vierge perd sa virginité avec une femme vierge elle-même, nous trouverons-là l'attraction sexuelle dans toute sa plénitude et dans toute sa simplicité.

On sait que chez les animaux à l'état vierge et au moment du rut, l'accouplement se fait instinctivement et sans enseignement préalable, avec accompagnement de tous les mouvements nécessaires. Chez l'homme c'est aussi simple et si la vue ne peut faciliter, beaucoup l'introduction de la verge dans la vulve, le toucher qui fait défaut chez la bête, lui est ici très utile.

Il n'en est pas moins vrai que chez deux sujets vierges, l'acte génital soit accompli sans tâtonnements, mais une fois le contact des organes établi, les mouvements nécessaires sont absolument instinctifs.

Les sensations parties des organes génitaux sont les premières qui s'associent avec le besoin sexuel. C'est grâce à cette association que Daphnis finit par savoir vers quoi le poussait ce trouble adorable qui l'envahissait en présence de Chloé, et il est probable qu'il n'aurait pas eu besoin de l'invitation que lui proposa Lycénion. L'instinct sexuel est toujours précoce même avant l'état de maturité des organes.

A l'âge de la puberté et poussé par l'attraction sexuelle qui l'entraîne insensiblement, le jeune garçon recherche la société de la femme, ce n'est pas vers une femme en particulier, c'est vers toutes ; mais il se présente en général à l'acte sexuel avec un singulier état d'esprit, cet acte lui a été représenté, soit ouvertement, soit tacitement comme une faute contre les mœurs, et contre les lois religieuses, sa pudeur est aussi mise à l'épreuve, la fausse honte de paraître ignorant de certains détails que dans son amour propre viril, il veut avoir l'air de savoir, le rend timide et craintif, c'est donc avec hésitation qu'il aborde l'inconnu. Beaucoup d'adolescents connaissent déjà une jouissance analogue à celle de l'accouplement, jouissance trouvée dans la masturbation.

L'appétit vénérien est sollicité par deux causes, l'une physiologique et l'autre psychique. Les poussées proviennent toutes plus ou moins directement de la fonction génitale.

La cause la plus naturelle chez l'homme c'est l'accumulation de la semence dans les vésicules ;

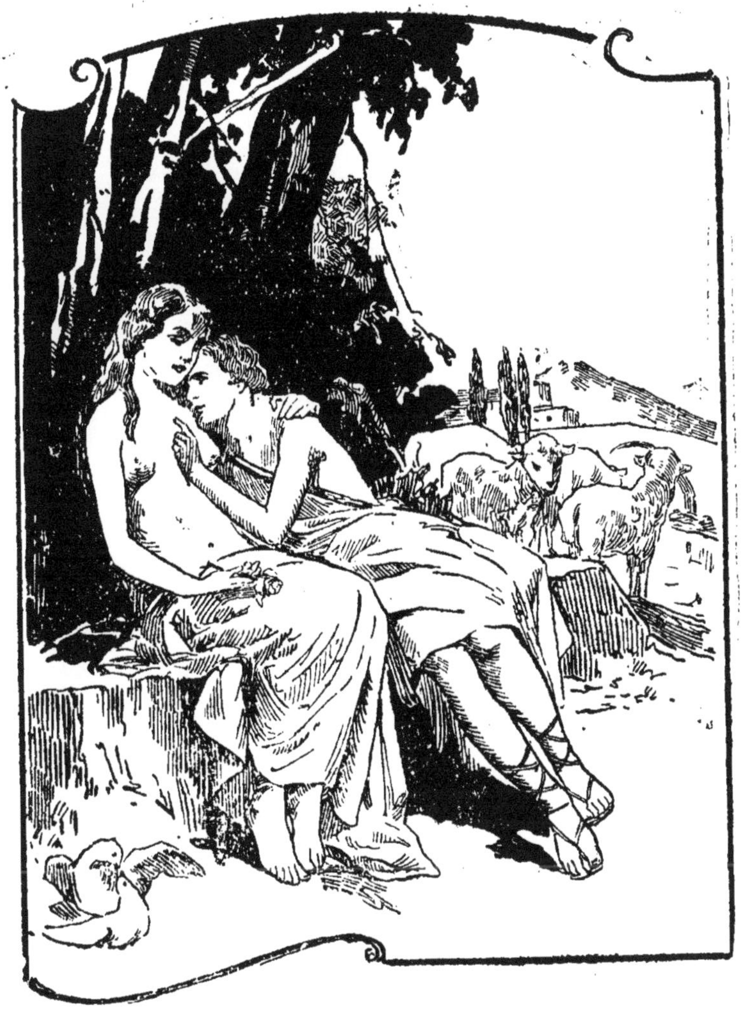

C'est grâce à cette association que Daphnis finit par savoir vers quoi le poussait ce trouble adorable... (page 64)

ce phénomène détermine le besoin d'épancher au dehors le sperme de même que le besoin d'uriner se fait sentir quand la vessie est pleine.

Il y a encore la stimulation des sens sur l'appétit vénérien ; ainsi les charmes de la beauté, les nudités, les tableaux obscènes, les lectures érotiques, les propos lascifs excitent les organes génitaux à la recherche de la satisfaction.

Le siège de l'appétit vénérien réside dans le cerveau, ceci explique la persistance des désirs chez les eunuques châtrés à l'âge adulte.

Les influences morales sur l'appétit vénérien sont surtout dans l'imagination, celle-ci exalte ou déprime l'énergie amoureuse.

Le sens génital a ses exagérations morbides. Les personnes atteintes de ces folies, subissent sous leur influence, une perversion absolue du sens génésique, qui les pousse à des actes de lubricité extraordinaires.

« La sexualité existe dans l'enfance ; c'est là le point vraiment original de la « sexualthéorie » de Freud. Elle existe même puissante et variée, quoique méconnue. La psychologie traditionnelle enseigne, en effet, d'accord en cela avec le sens commun, que l'instinct sexuel s'éveille seulement à la puberté, par une efflorescence soudaine, et sans qu'on puisse savoir le pourquoi de cette génération spontanée. C'est là une erreur funeste et qui a conduit jusqu'à présent les observateurs à négliger les péripéties de l'évolution érotique de l'être, depuis la naissance jusqu'à l'âge pubère. Ne serait-il pas plus logique en effet de chercher précisément dans le mécanisme de développement instinctif et génital, à ce stade complètement ignoré de l'existence, les racines premières de la psychonévrose ?.....

« Le but sexuel infantile est de provoquer une certaine satisfaction, dite érotique, par l'excitation appropriée de telle ou telle de ces zones : zone génitale externe (gland, clitoris, scrotum), lèvres, muqueuse ano-rectale, tel ou tel endroit de la peau, lobule de l'oreille, poitrine, etc... Plus simplement l'état de besoin sexuel se développe à l'origine en deux éléments simples : un sentiment de tension, plutôt pénible ; un sentiment de prurit dépendant de certaines excitations des centres nerveux et projeté sur une zone érogêne ; le but sexuel infantile est alors de faire cesser tension et prurit (succion, manipulation, frottement, mouvements rythmiques du bassin). La première manifestation de la sexualité infantile, est le têtement (Ludeln) mouvement simple de succion du pouce, d'un objet quelconque, très souvent suivi d'un sommeil tranquille, que cet acte favoriserait. Il traduirait, pour ainsi dire, une composante de l'instinct de nutrition, l'instinct de téter pour se nourrir et celui de sucer par plaisir érotique se confondant l'un avec l'autre aux premiers instants de la vie. Le têtement, dit Jung, est un « plaisir de nutrition ». Une autre manifestation en est le frottement, le chatouillement, actif et passif, de certaines régions sensibles ; organes génitaux, région mammaire, poitrine, cou, lobule de l'oreille, etc... L'excitation des zones génitales, ou masturbation proprement dite est commune, mais elle est loin d'être la seule façon pour l'enfant, de parvenir au plaisir érotique. Celle de la zone ano rectale, par exemple, est très fréquemment observée : sous l'influence d'excitations parasitaires, ou extérieures, les enfants apprennent à multiplier leurs évacuations, ou au contraire à retenir volontairement leurs matières fécales, lesquelles produiraient, par suite de leur accumulation, une excitation forte et agréable de la muqueuse au moment de leur violente expulsion. Chez l'enfant plus âgé, l'excitation digitale du fondement serait encore une forme de cette masturbation singulière». (E. Réxis et H. Hesnard : *La Psychoanalyse*).

En résumé, on peut conclure que l'appétit sexuel se développe lentement et d'une façon régulièrement progressive depuis l'enfance la plus tendre, jusqu'à l'âge adulte. Il est probable que cette évolution se poursuit même par la suite et le cours de cette évolution dépend du degré de puissance de l'individu. En d'autres termes, les psychonévroses sont passibles de l'impuissance génitale de l'individu.

Maintenant quelle est la cause de cet attrait de la femme par l'homme ou inversement. Est ce comme l'affirme le Dr Mayoux, l'appel d'un ovule à un spermatoïde. « On a reconnu que le choix est inconscient (Chamfort, Schopenhauer, Hartmann, Delbœuf, etc...) et plusieurs admettent encore avec Schopenhauer, qu'il faut considérer l'amour comme un instinct qui pousse à l'union sexuelle deux êtres, dont, en raison d'une convenance spéciale, la conjugaison donnerait le produit le plus conforme à l'intérêt de l'espèce. La conformité de choix à l'intérêt de l'espèce peut être la caractéristique de l'amour physiologique, mais elle n'est pas consciente. Cette conformité du choix n'est pas limitée systématiquement à une seule combinaison : des produits conformes à l'intérêt de l'espèce peuvent être obtenus par un même individu dans des accouplements divers..... Si une seule femme convenait à un seul homme, et inversement, il y aurait bien des chances pour que le but de la nature, livré au hasard, ne fut jamais rempli et l'espèce serait déjà éteinte.....

La systématisation exclusive de l'excitabilité sexuelle caractérise une tare de l'instinct. Si les diverses excitations sensorielles peuvent chez les individus normaux éveiller l'instinct sexuel, il n'est pas moins vrai que la puissance exclusive de l'odorat ou du goût à éveiller l'appétit sexuel, coïncide souvent avec des anomalies de la question et caractérise une tendance à la dissolution....

L'instinct sexuel ne fonctionne normalement que lorsqu'il est éveillé par les excitants normaux. Mais les excitations senorielles, extra-génitales, ne peuvent être considérées comme jouant un rôle anormal, que lorsqu'elles agissent avec une prédominance marquée ou exclusivement..... (Ch. Féré : *L'instinct sexuel*, 1911).

En général, tout concourt à l'excitation sexuelle

de l'individu, la vue, l'odorat, sont des adjuvants que l'on peut considérer comme naturels et consentants. Toutefois, d'après Féré, si l'une de ces sensations agit seule, indépendamment de tout autre, et si en même temps l'excitation ne peut être produite que par elle, on doit se croire en face d'une tendance à l'anomalie. Ces anomalies cependant sont fréquentes dans nos sociétés civilisées et elles engendrent souvent une relative impuissance chez l'homme, une relative frigidité chez la femme. Bien souvent aussi, ceux qui en sont atteints l'ignorent fort longtemps et s'ils s'étonnent de trouver l'excitation dans certains cas, tandis qu'en d'autres circonstances, ils restent insensibles.

VII

La frigidité chez l'homme.

Si l'homme brun, sec, velu, carré de taille, large d'épaules et d'encolure, ayant une forte barbe noire, une odeur virile, une voix grave, une dure crinière, comme le lion, un caractère audacieux, colérique, martial, comme le teaureau, le coq et tous les mâles animaux polygames surtout ; si un tel homme est très vigoureux en amour ; l'individu froid, énervé, aura des qualités toutes opposées. Ainsi le teint d'un blanc fade, des cheveux trop blonds ou blonds filasse et déliés, des yeux d'un gris pâle et faible de vue au grand jour, une chair humide et flasque, très lisse, ou presque sans villosités, sans barbe ni poils aux diverses parties du corps, un tissu cellulaire mou et graisseux, aussi développé que chez les femmes, des formes arrondies féminines et gracieuses, des épaules serrées et des hanches larges, avec un ventre un peu proéminent, un caractère peureux, une démarche molle, des habitudes efféminées, une voix grêle et aiguë, une odeur aigre et fade de transpiration ; telles sont les marques de la frigidité chez l'homme.

Il paraît exister un plus grand nombre de femmes froides que d'hommes ; mais l'effet n'est pas égal dans l'état social et le mariage, comme la femme peut toujours recevoir, à moins que ses organes sexuels soient mal conformés. Bien que passive, inerte, ou même ne participant aucunement à la volupté, la femme froide peut enfin s'animer,s'échauffer par les transports de l'homme. L'homme n'est nullement privé de ses jouissances naturelles avec une femme froide, bien que le but ne soit pas toujours atteint. Au contraire la frigidité paraît bien plus réelle et plus effective chez l'homme, parce qu'on aperçoit mieux les vices de la conformation de ses organes sexuels, et que devant être nécessairement dans le combat amoureux, le défaut d'érection rend chez lui manifeste, cette frigidité qu'on peut seulement soupçonner chez la femme.

Qu'on se représente la misère et la honte qu'accompagnent l'impuissance du mari dans la couche nuptiale, quel dépit le doit enflammer après de trop vifs efforts. Quel chagrin cuisant le doit tourmenter la première fois qu'il approche son épouse et qu'un organe capricieux dément obstinément ses plus magnifiques promesses ! Sans doute piqué de se voir trompé dans son attente, portant la rage au cœur, redoutant le dédain et la vue de sa femme, se méprisant lui même, le malheureux époux attendant avec impatience le retour de l'aurore, pour échapper au lit conjugal et aux amères railleries. Il fuit, et souvent de cette époque datent des antipathies invincibles, un mépris réciproque, source éternelle de disputes, faisant un enfer du ménage et le désespoir de la vie. Car souvent par un malheur incompréhensible, l'imagination effrayée de cette funeste froideur, se glace de nouveau à de nouvelles approches et, loin de pouvoir effacer son approche par de nombreux triomphes, on n'acquiert de plus en plus que la triste certitude de sa faiblesse.

D'ailleurs cette froideur peut naître de plusieurs causes qu'un art heureux sait dissiper ; elle peut même tenir accidentellement à un excès d'ardeur amoureuse, chez de jeunes mariés, et l'inaptitude momentanée au coït n'implique pas toujours nécessairement l'impuissance complète.

On voit des personnes très susceptibles d'union sexuelle, avec telles personnes, tandis qu'elles sont tout à fait impuissantes avec telles autres. Des individns ont une salacité si pétulante et si prompte, que l'effusion séminale s'opère avant toute intromission et ils ne sont impuissants que par une trop vive puissance ; il en est qui exécutent l'acte, mais ne le terminent pas selon l'ordre naturel. Quelques-uns entrent en érection, mais retombent presque aussitôt, d'autres éprouvent une soudaine défaillance qui paralyse sur le champ tous leur moyens.

Bien que la plupart de ces accidents semblent plutôt prêter des jeux à la plaisanterie, qu'offrir de vrais maux, ils n'en sont pas moins des causes très réelles et plus fréquentes qu'on ne se l'imagine, d'une foule de peines secrètes et de discordes entre les sexes. Il est donc plus important qu'il ne le paraît d'abord, de rechercher la source des diverses sortes de frigidité et les moyens d'y remédier.

Nous ne parlerons ici que de la frigidité acquise et de ses diverses causes physiques, celle innée et originelle est incurable

Souvent la frigidité de l'homme dépend de l'alimentation, les boissons acides prises en excès peuvent y contribuer, l'abus des liqueurs alcooliques, le café sont également accusés depuis longtemps de développer cette affection. L'usage immodéré du tabac est contraire à la fonction sexuelle.

La frigidité est encore déterminée par les travaux intellectuels trop soutenus, des occupations pénibles qui absorbent toute la puissance vitale.

Si la nature nous avait laissé toute puissance sur les organes générateurs, il est probable que l'instinct de la volupté l'emporterait sur l'intérêt de la perpétuité de l'espèce, on aurait bientôt éteint l'espèce humaine, mais la sage nature a rendu ces organes indociles au frein de la volonté et l'indépendance de leurs désirs, ou pour mieux dire, l'insolence téméraire et les caprices ne concourent que plus efficacement à la reproduction, parce que tout y est purement libre et spontané.

Aussi rien ne peut souvent s'opposer à ces refroidissements incompréhensibles, comme à ces ardeurs effrénées qui naissent soudain, qui glacent, ou qui enflamment pour tel objet plutôt que pour tel autre. Deux êtres également parfaits chacun dans leur sexe, s'unissent par les plus doux liens, tout annonce une heureuse hyménée ; cependant un froid glacial se répand, quelquefois tout à coup dans la couche nuptiale, les querelles, l'injure, la haine, les combats même et un mépris insultant, sortent de ce trône des plaisirs. Mais que ce lien soit rompu, que chacun d'eux passe à une autre alliance, moins bien assortie en apparence, et il en sera autrement, l'acte sexuel s'accomplira normalement.

Qu'une Messaline effrontée annonce une insatiable luxure, souvent la nature de l'homme étonnée et comme révoltée de cette impudence, se refroidit, se resserre et refuse de participer à ces dégoûtantes lubricités ; il en peut être de même, d'une jeune innocente à l'égard d'un vieux satyre corrompu dans le vice. Tantôt l'aspect inattendu d'une difformité des organes, une extrême laideur peuvent susciter une certaine horreur qui refroidit l'acte, tantôt l'incompatibilité invincible, tantôt la diversité, rendent toute liaison impossible entre deux personnes d'ailleurs capables de s'accommoder avec d'autres. Ainsi deux êtres également violents, emportés, capricieux, se heurtent sans cesse au lieu de s'accorder, ne sont guère susceptibles d'union. Il faut une femme extrêmement douce à l'homme impétueux ou l'inverse réciproquement. Mais quoique en ce cas la paix puisse s'établir dans le ménage, la fécondité n'en est pas souvent plus assurée, car l'un peut être trop prompt et l'autre trop lent dans l'émission.

Cette déconvenue intempestive qui n'est pas froideur, ôte toutefois à l'acte, ce charme ravissant de l'unité, ou du concours qui le rend fécond ; mais ensuite l'harmonie peut s'établir au moyen de l'accoutumance ; de même les affections de honte, de crainte, de tristesse, se dissipent à la longue, laissant reprendre aux organes sexuels tout leur ascendant.

La plus singulière frigidité est sans doute celle qui résulte d'une extrême tendresse, car il est difficile de comprendre pourquoi l'amour, en ce cas, ressemble à la haine. Il est difficile de comprendre qu'un homme dans le comble de ses désirs et de ses espérances, énivré des charmes d'une épouse adorée, foulant pour la première fois cette couche nuptiale, séjour de délices, ne puisse jouir du plus ardent de ses vœux, voilà ce qui est en droit d'étonner.

Si l'on considère, toutefois, que l'âme éperdue nage dans un océan de plaisirs, que toutes les fibres du corps frissonnent sous les plus tendres caresses, que l'on est plongé dans un enchantement universel et comme ravi, en extase de l'excès de son bonheur, l'on comprendra qu'il faut revenir sur cette secousse générale, pour se livrer plus spécialement à une jouissance particulière. Non, sans doute on n'est pas froid dans ces premiers instants de délire et de volupté, on s'y sent au contraire comme englouti et submergé, l'on se charge et l'on ne se retrouve pas. Interdit de ce phénomène et sentant néanmoins sa vigueur et la plénitude de ses forces, l'homme se croit enchaîné dans le cours de sa victoire. S'il n'est point versé dans les lois de l'économie animale, n'accusera-t-il pas un infernal maléfice d'être la cause d'une telle décadence ?

Il n'y a point de remèdes à faire pour cette infirmité accidentelle ; ne pas se rebuter en ne perdant pas la confiance que l'on doit avoir en des organes qui jusqu'alors n'ont pas démenti leur désignation ; essayer de calmer peu à peu le désordre de l'imagination trop exaltée, voilà ce que l'on peut prescrire dans cette situation délicate.

Pour ceux qui ne réussissent pas à se maintenir dans l'érection, il ne faut pas qu'ils cherchent à y remédier par des drogues, car l'excitation que celles-ci produisent quelquefois n'est que passagère d'abord, mais encore elles agissent au détriment de la santé. Il faut en chercher la guérison dans l'alimentation, dans les douches sur les lombes, dans la gymnastique. Les mets succulents et forts, aromatisés fortement, les vins généreux, la danse, la gaîté, les lectures et les conversations amoureuses avec les femmes, sans se livrer pourtant à des tentatives forcées, mais en attendant paisiblement l'heure de la nature, y contribuent encore. La flagellation sur les reins et les fesses produit un effet assez constant et inoffensif.

« On conçoit aisément que l'impuissance était, la plupart du temps, causée par l'affaiblissement général, le meilleur moyen de mettre les choses en état est assurément une bonne nourriture. Elle doit être substantielle sous un petit volume.....

« Tout d'abord, nous éliminons les aliments excitants, trop souvent prônés par les médecins, c'est à-dire, gibier, conserves, e c... De même les boissons stimulantes, comme le champagne. Ce ne sont que des réactifs momentanés qui fournissent à l'organisme, en même temps qu'un coup de fouet, un surcroît de fatigue. On laissera de côté les viandes blanches, poulet, pigeon, etc... Le cheval n'a pas grande valeur, au point de vue assimilation immédiate.

Le bœuf, le mouton et le veau permettent de suffisants changements. On s'en contentera donc pourvu qu'ils soient pris aussi saignants que l'estomac pourra le supporter.

Les légumes verts seront de prétérence sautés au beurre et non point macérés dans des sauces de composition inexplicable.

L'alimentation d'une journée, pour être complète devra donc se composer de : lait, sucre, viande, un féculent, un légume frais, vin aux repas et d'eau entre les repas.....

Pour le premier déjeuner du matin, nous conseillons : un tiers de litre de lait, auquel on pourra ajouter un peu de café. On prendra, à volonté, soit une tartine de beurre, soit une tartine de confiture, il ne faudra ménager ni beurre, ni confiture..... Quelques personnes prennent vers dix heures un verre de bon vin. C'est un stimulant et non un tonique.....

Voici les quantités nécessaires des aliments pour le premier repas important du jour :

Viande rôtie saignante : 175 grammes ;

Légumes frais : 20° grammes ;
Pain à discrétion, mais sans excès ;
Vin *rouge*, la valeur de trois verres ;
Fromage : 30 grammes ;

Un dessert sucré, de préférence une bonne confiture, la valeur de trois cuillerées à soupe..... Voici donc la composition type du repas de midi, voyons maintenant celle du dîner du soir. Nous avons ici, les chiffres suivants :

Viande rôtie : 150 grammes ;
Pommes de terre : 300 grammes ;
Confiture à discrétion ;
Pain sans excès ;
Vin : 3 verres ordinaires.

. . . .

Lorsque l'impuissance existe réellement, c'est-à-dire lorsque l'érection fait défaut d'une façon totale, le bain de propreté est remplacé par le bain ferrugineux. Dans ce but, on additionne l'eau de la baignoire de 200 grammes de sulfate de fer, pour les 3 premiers bains qui ont lieu à des intervalles de 3 jours chacun. Au 4e, au 5e et 6e, la dose de sulfate de fer est montée à 300 grammes. Ceux-ci pris à intervalles de 5 jours. Ensuite, pour les 7e, 8e, 9e bain, la dose est portée à 400 grammes. Les bains sont hebdomadaires...

Lorsque l'impuissance sexuelle est parfaitement caractérisée... on doit ajouter un tonique approprié, destiné à remonter l'organisme défaillant, à accumuler des forces de réserve.

Le glycérophosphate de chaux pris à doses massives engendre moins la constipation que les préparations ferrugineuses. Voici le meilleur procédé pour l'employer de façon que l'assimilation soit rapide. On divise une livre de glycérogranulé en 4 quarts. On jette chaque quart dans un litre de bon vin, on laisse fondre durant une journée. Cependant il faut agiter le flacon, chaque fois, avant d'en user. Le traitement complet dure autant que dure la livre de glycéro. De ce mélange on prend environ trois quarts de verre ordinaire, au moment de se mettre à table.....

La cure solaire. — On a vu dans bien des cas, revenir les facultés génésiques après une cure solaire de 15 jours. Parfois aussi, la guérison ne se manifeste pas immédiatement, ce sera plus tard, souvent un mois dans la suite, que se produira la première bonne érection et cela, au moment où l'on s'y attendra le moins ». (J. R. Bourdon : *Traitement pratique de l'impuissance masculine*) 1927.

Ces conseils sont assurément valables même dans les cas de frigidité, masculine ou féminine. Dans ce dernier cas cependant, il faut se référer à ce que dit Zénope au sujet de l'insuffisance ovarienne. Il y aurait lieu ici, de soumettre le sujet à un traitement spécial que peut seul conduire avec efficacité, le médecin habituel.

Pour la femme, le bon équilibre des fonctions génésiques est un facteur important de santé et de bonne humeur.

VIII

La femme froide et les moyens d'y remédier

La vie sociale de la femme est telle qu'elle lui impose des barrières qui n'existent point ou existent moins pour l'homme. Elle peut être unie à un homme brutal et dégoûtant, telle que l'idée seule du rapprochement soit horrible.

L'imagination joue un tel rôle dans l'acte sexuel qu'il n'est pas étonnant que, dans de telles circonstances, la femme demeure absolument insensible, alors que peut-être avec un homme capable de provoquer l'action, les choses iraient tout autrement. La femme honnête mariée depuis quelque temps voit quelquefois disparaître l'affection première et finit par se soumettre passivement à l'acte sexuel ; elle est impuissante.

Il est un autre genre de frigidité plus grave, la femme peut avoir toute l'aptitude désirable pour éprouver la jouissance et cependant le plaisir ne se produit jamais, parce que l'homme atteint son apogée sensorielle au moment où la femme n'y est pas encore parvenue. La verge redevient flasque, l'homme a fini sa partie et la femme devenue, avec son système nerveux, très excitée attend quelque chose qui ne se réalise point.

En général, les femmes sont plus lentes que les hommes, elles éprouvent au début un certain degré de plaisir, mais celui-ci n'obtient son complet développement qu'avec plus de lenteur que celui de l'homme.

Il arrive souvent qu'avec la répétition de l'acte sexuel cette inégalité disparaît, mais ceci ne se produit pas toujours, tant s'en faut, et beaucoup de femmes à désirs vifs et qui aiment leurs maris traversent la vie sans avoir guère idée de ce qu'est le plaisir sensuel, elles ne l'ont jamais éprouvé dans sa plénitude caractéristique.

Les excès sensuels produisent les mêmes effets chez la femme que chez l'homme ; elles sont épuisées. Il n'y a pas d'érection du clitoris ni des parties voisines, comme lui érectiles ; la friction de la verge ne détermine pas de plaisir, celui-ci est même parfois complètement éteint.

La frigidité est beaucoup moins commune chez la femme qu'on ne le suppose, elle peut rendre les rapprochements sexuels indifférents et inféconds, mais elle n'est nullement un obstacle à ce qu'ils s'opèrent.

Les causes de la frigidité sont diverses ; une répulsion personnelle, l'influence prolongée d'une continence qui dimiuue la vitalité et l'énergie d'organes placés ainsi dans une sorte d'inutilité fonctionnelle, la satiété amenée par l'abus, les attouchements répétés, telles sont les causes principales.

La forme la plus commune chez la femme est le défaut de sensation voluptueuse pendant les rapprochements et cela se conçoit, puisque le coït suppose chez l'homme un certain degré d'érection sans lequel il est impossible. La frigidité peut chez la femme coïncider avec la persistance du désir et même avec un degré marqué d'attrait physique et affectif.

On cite des cas de jeunes dames qui, mariées depuis quelques semaines et éprouvant pour leur mari un vif attrait, ont à peine conscience des rapprochements sexuels et n'éprouvent aucune sensation.

Dans l'accouplement amoureux, il ne devrait y avoir en réalité que jouissances communes et réciproques, mais l'ignorance ou la négligence pour l'homme des conditions et des lois de l'amour sont le plus souvent la cause de la froideur de la femme. Dans l'acte génésique, le sens du tact joue le principal rôle, le seul fait que deux personnes s'aimant se rapprochent fait entrer tout le corps en vibration, l'organisme tout entier est bientôt dans un état de trouble indicible. C'est alors que les mains de l'homme ne doivent pas rester inactives, elles doivent saisir les seins, titiller le mamelon et même s'aider d'ardents baisers ; c'est le moyen de disposer les organes intimes à entrer en action, et il devra dès lors en accélérer leur sensibilité. Le clitoris, légèrement soumis à la friction digitale, détermine le premier spasme voluptueux, et c'est à ce moment que l'homme tentera l'intromission, c'est à ce moment seul que la femme désirera le plus l'approche du mâle. Si au contraire la femme ne répond pas aux premières caresses, si pour une raison quelconque ses organes n'entrent pas en érection sous les attouchements délicats, si on un mot le désir ne s'éveille pas, l'homme fera sagement de s'abstenir et d'attendre des temps plus propices. C'est ainsi qu'il éviiera ces effets désastreux qui transforment l'affection réelle en un sentiment de répulsion chez la femme, par suite du dégoût de l'œuvre de chair.

C'est encore pour la même raison que la femme doit être satisfaite dans ses plus secrets désirs, et qu'elle ne doit jamais éprouver de déception dans l'accomplissement de l'acte sexuel.

Lorsque par suite d'abus, d'actes trop fréquents ou trop prolongés, de frottements trop répétés et suivis d'éjaculation incomplète, les organes de la femme restent secs après le coït, ils s'enflamment et donnent naissance à des produits, à des sécrétions supplémentaires destinées à remplacer le fluide normal qui leur fait défaut. La nature fait naître pour le besoin du moment, des exsudations afin de faciliter les glissements des parties. Elles servent, non seulement pour le vagin, mais aussi pour le compte de l'organe correspondant, dont toute la surface doit être baignée. Lorsqu'il y a exagération dans les fonctions, les secrétions la suivent et deviennent à leur tour exagérées. Alors elles épuisent la femme et même une fois l'habitude prise, elles se continuent à l'état de repos.

L'épouse privée du liquide séminal, ne ressent plus, après le coït, que de la lassitude et de la fatigue de l'acte générateur, au lieu de ce sentiment de bien-être issu d'une fonction régulière et régulièrement remplie.

En portant atteinte au travail naturel de la fonction, on fait appel à une réaction que la nature est toujours prête à opérer, pour relever l'équilibre affaissé et rompu ; elle y pourvoit aux dépens de la propre substance de l'individu, c'est-à-dire à son préjudice.

Rien ne saurait remplacer, chez la femme, le sperme, et pour l'homme les mucosités vaginales dans l'accomplissement des fonctions génésiques.

Sous l'influence de procédés extra-naturels, souvent renouvelés, la nature se lasse et le sujet s'épuise. Alors viennent l'altération des muqueuses, les désordres du système nerveux et les maladies organiques.

La perte du sperme doit être considéré comme très funeste et tous les moyens qui tendent à en priver les parties internes de la femme, sont absolument pernicieux. L'acte incomplet est de tous les abus le plus grave. L'excès du coït est néfaste, la manière irrégulière de l'accomplir peut l'aggraver encore.

Il est certain que l'imagination joue un certain rôle dans la fatigue sexuelle et dans l'ébranlement nerveux, à cause de l'excitation, qu'elle apporte aux organes et à leur tension. Rien ne fatigue, rien n'use autant que la tension incessante des idées fixées sur les désirs vénériens.

Cependant il faut considérer que l'acte incomplet est plus redoutable encore chez l'homme ; l'acte sexuel, accompli normalement et d'une façon complète, laisse à la suite un état de bien-être, comparable à celui qui résulte de l'accomplissement d'un besoin impérieux. A l'ébranlement nerveux le plus formidable succède bientôt un calme parfait. Au contraire, quand la fonction a été interrompue par un calcul préalable, l'érotisme persiste, accompagné d'abattement et de fatigue et surtout des dispositions d'esprit les plus sombres.

Bien des femmes dans ces circonstances vont chercher ailleurs ce qui leur manque. L'une d'elles racontait à son médecin que son mari ne pensait qu'à lui, que dans ses rapports conjugaux il se satisfaisait avec une rapidité désolante, sans aucun préambule caressant et qu'il la quittait aussitôt après, comme si elle n'y était pour rien et lorsqu'elle avait eu à peine de son côté le temps de commencer. Qu'on se figure l'humiliation que doit ressentir une femme que son mari quitte au milieu de l'orgasme inassouvi.

Beaucoup de maris jeunes, désirant ne pas avoir d'enfants au début de leur union, pratiquent journellement la fraude, afin de jouir du bon temps et se proposent d'avoir des rejetons plus tard. Et quelquefois il arrive qu'un de ces maris devient d'une jalousie féroce en présence d'une grossesse inattendue et à laquelle il se croit parfaitement étranger, il maltraite alors sa femme et l'expulse du domicile conjugal. C'est qu'il est de ces femmes dont l'aptitude procréatrice est telle que la moindre quantité de sperme suffit pour la féconder et qu'alors les maris fraudeurs avaient si bien cru prendre leurs précautions, qu'ils refusent de croire à leur œuvre.

Lorsque la femme pour diverses raisons ne ressent du plaisir dans l'acte sexuel que peu à peu et qu'elle ne se trouve pas prête au moment où le mari termine, il y a, comme nous l'avons déjà dit, déception et les organes se trouvent leurrés dans leur attente légitime de la jouissance suprême qui calme leur excitation. En ce cas, le mari doit faire taire son égoïsme, il doit continuer l'acte ou en faire le simulacre, redoubler même ses caresses, ses baisers, paraître plus ardent que jamais et par ce moyen permettre à la femme d'arriver au spasme voluptueux. Dès lors, fatiguée, mais ravie, elle s'endormira dans les bras de son époux, qu'elle considérera comme un dieu.

Dans certains cas, la femme n'est froide que parce qu'elle ne ressent pas suffisamment l'excitation que doit procurer à son organe principal de volupté, c'est-à-dire le clitoris ; soit par défaut de développement de cet organe, soit par sa situation défectueuse, ou encore par suite de la cambrure trop accentuée de l'organe mâle. En ce cas, le mari qui tient à satisfaire les désirs de sa femme, devra chercher d'autres moyens d'excitation dans une posture appropriée. La posture dans laquelle la fécondation est la plus favorable est celle que nous représentent les animaux dans leur accouplement. « Il est certain, a dit un auteur, que la matrice est beaucoup mieux située lorsque la femme est sur ses mains et sur ses pieds que sur son dos. Le fond de l'organe est alors plus bas que son orifice et la semence y coule par sa propre pesanteur ; cette posture est peut-être la plus naturelle, mais elle paraît être la moins voluptueuse pour la femme ».

En effet, le clitoris ne se trouve plus en contact avec le dos de la verge et les frottements de cet organe, s'ils ont lieu par la partie inférieure, ne sont jamais si complets et partant moins ressentis par l'organe érectile féminin ; c'est donc qu'il faut agir inversement. Beaucoup de femmes, du reste, ont la prédilection marquée pour la posture où l'homme est couché sur le dos, tandis qu'elles prennent l'attitude du cavalier. Dans cette position, sur les genoux fléchis, elles se penchent en avant et favorisent le frottement du clitoris sur la verge, et peuvent même accélérer ou diminuer à volonté l'excitation qui tend à déterminer l'orgasme voluptueux plus ou moins rapidement.

« L'anaphrodisie en somme assez rare chez l'homme et souvent passagère, serait beaucoup plus fréquente chez la femme. Du moins, est-ce l'opinion la plus accréditée, car on la trouve exprimée aussi bien dans les écrits des philosophes et des moralistes que dans ceux des médecins.

« Dans les ouvrages destinées aux gens mariés, quelques auteurs ne se contentent pas de signaler la prétendue froideur de la femme, ils en tentent l'explication. La faute en serait à son tempérament plus lymphatique que celui de l'homme ; à l'absence chez elle des vaisseaux spermatiques, à son caractère mobile et susceptible, etc. Voilà qui est très facile à dire. Il est vrai que l'on rencontre des femmes chez lesquelles domine la lymphe ou qui sont chlorotiques, dont les chairs sont molles et décolorées. D'autres ont le système pileux, indigent, ou sont victimes d'un vice de conformation, tel que l'ampleur des dimensions du vagin, ou encore l'exiguïté du clitoris, toutes circonstances peu propres à stimuler les sens.

« Les femmes atteintes d'une maladie quelconque des organes génitaux, frappées d'anémie, ou affligées d'un flux leucorréique abondant qui diminue l'excitabilité des papilles nerveuses des nymphes et du vagin, se montrent aussi plus ou moins indifférentes pour les rapports sexuels où elles n'éprouvent que peu ou point de plaisir. Mais chez la femme saine et bien conformée, n'éprouvant d'ailleurs aucune aversion pour son mari, on peut affirmer que l'anaphrodisie provient de l'impétuosité que l'homme met à exiger qu'on accède à ses désirs, et de sa précipitation à les satisfaire.

« En amour, l'homme agit en égoïste ; dès que ses organes sont disposés, il ne saurait souffrir aucun délai. Il s'inquiète fort peu alors de l'état physique et moral de la femme au moment où il la sollicite. Il veut, cela suffit, et elle encourt l'ire de son seigneur et maître si elle ne lui cède pas immédiatement.

. . . .

L'anaphrodisie de la femme est au contraire en opposition avec l'ordre matériel et doit être combattu comme très nuisible. Ce sentiment, du reste était celui des païens et c'est à lui qu'obéissaient Grecs et Romains en multipliant avec profusion sur la voie publique les images taillées du Dieu Priape, de fauves, de satyres, etc., porteurs de membres virils en érection et de proportions exagérées (Dr Michel Bourgos : *Le Droit à l'amour pour la femme).*

Ce sont ici les facteurs moraux de l'anaphrodisie féminine. Il est probable que lorsqu'ils sont seuls en cause, la frigidité ne se prolonge pas, quand elle dure au contraire, nous devons croire à une insuffisance ovarienne qui reste l'unique explication possible.

Dans les cas de malformation, comme l'atrophie des bulbes ou l'exiguité du clitoris, la frigidité n'est qu'apparente, elle ne se produit que dans l'accouplement avec l'homme. Ce sont les femmes atteintes de ces sortes d'anomalies qui forment le gros des bataillons de lesbiennes et de masturbatrices. En l'occurence, il semble que les perversions ne peuvent leur être imputées à crime, la cause étant physiologique et le plus souvent irrémédiable.

IX

Excès de sensibilité de la femme

L'excès de sensibilité des organes de la génération est désigné sous le nom de *vaginisme.* Il est ordinairement causé par la brutalité des premiers rapprochements conjugaux, comme aussi par suite d'efforts incomplets dus à la faiblesse du mari.

Le Dr Gallard a vivement dépeint l'influence néfaste d'un mari excité et maladroit. « Un mari jeune, dit-il, dont l'ardeur est ordinairement excitée par une continence plus ou moins prolongée, est à peine entré dans le lit conjugal qu'il s'empresse, sans aucun préambule, d'en arriver aux fins du mariage ; mais combien calculent mal leur élan et voient tomber leur flamme avant d'avoir pu atteindre le but désiré ! Ils ont à peine eu le temps de frapper à la porte et ils l'ont fait d'une façon si maladroite et si brutale que de longtemps ils ne doivent compter la voir s'ouvrir facilement ; c'est qu'en effet ils ont déterminé la douleur sans avoir eu le temps ni l'occasion de procurer la sensation contraire qui doit la faire oublier ; chaque nouvelle tentative à laquelle ils se livrent par la suite, réveille cette douleur qui les fait repousser de plus en plus énergiquement, et leurs efforts deviennent d'autant plus infructueux que leur énergie morale et même physique se trouve bientôt amoindrie par ces insuccès réitérés ».

La conséquence immédiate et plus grave du vaginisme est l'obstacle que le spasme douloureux met au coït ; d'où l'infécondité. L'obstacle à l'entrée de la verge n'est pas toujours absolu ; ainsi on a vu des femmes supporter les rapports incomplets sans douleurs trop vives, aussi au milieu de l'action se laissaient-elles aller à permettre l'intromission complète de la verge, alors la douleur devenait atroce et le spasme intense.

Dans d'autres cas, les tentatives de coït provoquent des douleurs si aiguës, arrachent des cris si violents que le mari n'ose passer outre ; c'est ainsi qu'on a vu des femmes rester six et huit ans sans avoir avec leurs maris des rapports sexuels. Le vaginisne est une affection beaucoup plus commune qu'on ne le croit et nombre de femmes fort distinguées dans le monde n'ont jamais coïté.

Il est bon de rappeler les sages conseils des docteurs Lorain et Gallard, qui, mis en pratique, pourraient contribuer à diminuer le nombre des cas de vaginisme :

« Les pères devront donner à leurs fils des recommandations, les éclairer sur la manière dont ils doivent agir au moment où ils vont entrer dans la vie conjugale ; certains sont inexpérimentés et parfois d'une ignorance qu'on ne saurait imaginer ».

Gallard a vu des hommes qui, deux ans après leur mariage, ne savaient pas encore ce qu'il fallait faire pour rendre leurs femmes enceintes. Il en est d'autres qui, pressés de jouir de leurs droits, « n'ont pas, dit Lorain, la délicatesse, le sentiment des caresses préliminaires qu'ils doivent à leurs femmes chaque fois qu'ils s'en rapprochent qui, débutant par une sorte de viol, provoquent une vive douleur qui laisse une invincible répulsion, créant ainsi un vaginisme par appréhension ou par impression morale. » A ceux-ci il faut conseiller la retenue dans la satisfaction de leurs désirs ; à ceux-là, il convient d'apprendre à remplir leurs devoirs de mari.

X

L'amour vrai, idéal et l'amour matériel.

La froide raison ne voudrait voir dans la différence des organes propres à l'homme et à la femme qu'un objet d'utilité et qu'une simple convenance d'instruments, cependant c'est là que réside le lien invincible dont la nature se sert pour rapprocher les deux sexes, cet attrait puissant qui les porte à s'unir.

Nous sommes poussés à la conservation de notre espèce par un sentiment aussi vif, aussi involontaire que celui qui nous attache à la conservation de notre individu.

Des fonctions aussi intéressantes ne doivent point dépendre des incertitudes d'une volonté capricieuse ; nous avons eu besoin d'y être poussés par ces mouvements faisant taire tous les autres intérêts devant celui-là. Chaque individu a bien en lui le moyen de se conserver mais non celui de se reproduire, il a besoin, pour remplir ce grand objet, du concours d'un autre individu qui lui ressemble par son espèce, et qui doit différer de son sexe.

Aussitôt qu'ils viennent à connaître leurs véritables rapports, il ne leur est plus permis de se regarder de sang-froid, l'un ne voit dans l'autre qu'un moyen de félicité et que le complément de son être ; ils s'élancent l'un vers l'autre avec une vivacité proportionnée à la force avec laquelle la nature leur parle en faveur de l'espèce, et, pour s'enchaîner mutuellement, l'un emploie la prière et l'autre un tendre artifice.

Tel est le charme inconcevable attaché à la différence des sexes, que si les désirs mutuels la font rechercher, comme le terme où ils doivent cesser, elle ranime à son tour ces mêmes désirs lorsqu'ils sont éteints ; elle leur sert d'aliments : elle est encore un plaisir lorsque le premier de tous est évanoui.

L'homme voit dans la femme, comme la femme dans l'homme, la seule chose au monde qui puisse changer ses inquiétudes en plaisir ; il n'est pas surprenant qu'un intérêt aussi vif que tendre les porte d'abord l'un vers l'autre et que la passion les amenant par degrés à se prêter mutuellement une importance exclusive, ils n'en viennent enfin à ne voir qu'eux seuls dans toute la nature. Dans cet état, qui est la dernière période de l'amour, l'homme n'est plus un mortel, c'est un Dieu, la femme est la divinité.

Mais ce sentiment qui nous divinise finit toujours par un acte animal. Et cependant l'homme peut ce que les animaux ne peuvent pas, il peut refuser de transmettre la vie.

Dans les animaux, l'amour, cette loi de la vie,

ne s'occupe que de la conservation de l'espèce, mais chez nous, elle semble songer à plus haut, c'est-à-dire, au bonheur de l'individu.

La cause essentielle de l'amour est sans contredit l'instinct de la reproduction, instinct puissant excité par la beauté et par la grâce encore plus séduisante que la nature a mis en nous, pour perpétuer son ouvrage. Il se joint à ce sentiment affectueux qui ajoute à ses douceurs et en prolonge la durée. Ce sentiment possède un tel attrait qu'il peut exister longtemps sinon sans désirs, du moins sans jouissances matérielles, il peut même vivre de privations, et les privations ne font qu'alimenter son ardeur plus impressionnable et plus affectueuse que l'homme, la femme est par elle-même plus véritablement amoureuse, en amour, l'homme se prête, la femme se donne. Le plus ordinairement, l'amour donne à la femme l'esprit qui lui manque, tandis qu'il fait perdre à l'homme celui qu'il a !

L'amour heureux, ou seulement qui espère l'être, répand dans toute l'économie une chaleur douce, bienfaisante. Le cœur palpite à la vue ou à la pensée de l'objet aimé, la respiration est développée, interrompue par des soupirs, le timbre de la voix plus suave, le langage facile. Tout amant a de l'esprit, les pensées sont riches, variées, le langage plus persuasif. L'amour est un délire qui donne la force, le courage, le génie et la vertu à l'être faible, stupide et vicieux, si celle qui l'a fait naître l'exige.

L'amour contrarié ne tarde pas à porter le

trouble dans toute l'organisation. La tristesse est empreinte sur le visage, le teint se décolore ; l'œil, ce miroir de l'âme, est fixe, terne, languissant.

L'amour malheureux entend sans comprendre, il regarde sans voir, ses idées se troublent, tout lui nuit, tout l'importune.

Heureux ou malheureux, l'amour se complique plus ou moins de jalousie. Tour à tour tyran ou esclave, le jaloux s'emporte sans mesure, ou prie sans dignité.

Lorsque la passion de l'amour, quelle que soit sa violence, n'a pour base que les attraits passagers de la jeunesse ou de la beauté, il est rare que la possession et surtout que l'abus du plaisir ne finisse pas par amener peu à peu l'indifférence et même le dégoût. Quant à la cause de ce changement, elle est assez facile à découvrir, c'est que l'amour est aveugle quand il arrive, et trop clairvoyant quand il s'enfuit.

L'amour partagé doit dilater l'âme et en même temps lui procurer une joie douce et tranquille ; mais il n'en est pas toujours ainsi, il devient presque toujours une passion, c'est le dérèglement de cette passion que nous expliquerons par un exemple.

Un homme s'éprend d'amour pour une femme, ou bien elle refuse de répondre à cet amour, ou bien elle est indigne de le partager et elle abuse traîtreusement de la passion qu'elle a inspirée. Cet homme l'aime quand même et malgré lui, la raison lui démontre que cet amour est folie, on lui prouve que cette femme le trompe et se rit de lui, qu'elle l'entraîne à sa ruine, rien n'y fait, il ne peut s'empêcher de l'aimer. Pourquoi ? Il n'en sait rien lui-même, il l'aime parce qu'il l'aime ! C'est une obsession. Dès lors sa volonté est paralysée, la raison bâillonnée ; l'obsession reste seule maîtresse et commande impérieusement. L'amoureux devient un véritable déséquilibré.

L'amour naît quelquefois brusquement ; c'est le coup de foudre ! Souvent il naît d'un regard, c'est une sympathie magnétique en dehors même de la volonté. D'autrefois, il naît lentement au sein d'une douce intimité. Mais nul n'échappe à son empire ; en vain le cloître enferme t-il sous ses lourds verrous les vierges timides, rebelles aux lois de la nature ; en vain le cénobite livre-t-il son corps aux macérations, les sensations viennent parler au cœur dans la cellule et jusqu'aux pieds des autels.

On trouve extraordinaire, dans un certain monde, ces orages qui grondent dans les cœurs de ceux qui s'abstiennent et qu'ils soient en proie aux tentations. C'est qu'on ne réfléchit pas qu'on est soi-même blasé. La passion, a dit fort justement un penseur, est comme la vapeur dans une chaudière, si on lui ouvre les issues, elle s'échappe sans bruit, peu à peu : pas d'efforts, pas d'orages intérieurs, si on l'accumule, elle s'agite, elle bouillonne, elle devient terrible, elle cherche furieusement une issue, elle tend à briser les obstacles. La passion amoureuse veut un essor naturel.

L'amour est aveugle, dit-on ; c'est de cet amour qui naît de la convoitise que cela est surtout vrai. C'est alors une puissance matérielle et brutale qu'il exerce, les jeunes fous que la fougue de l'amour emporte, ne raisonnent plus, leur passion ferme les yeux sur tout ce qui ne s'atteint pas immédiatement. Une conformité de goûts, pour les voluptés, les pousse l'un vers l'autre, qu'importe tout le reste ; c'est ce qu'on appelle des mariages d'inclination. Mais bientôt ils s'aperçoivent que l'amour des sens est borné comme eux, plus il est violent, plus tôt il doit finir. Quand les sens ont ce qu'ils demandent, ils se reposent et cessent d'influencer l'esprit et le cœur. Aussi arrive-t-il que ces deux êtres intelligents, qui ont pris les aiguillons de l'amour charnel, pour le véritable amour, voient se dévoiler les antipathies, les illusions tombent et le malheur reste avec indifférence.

L'amour purement matériel ne s'alimente que de ce qui est matériel ; l'amour vraie, né de la sympathie, produit un amour solide. Il y a bien plus à espérer d'un amour qui commence par l'estime et l'amitié, que de celui qui commence par l'amour même.

Chez l'homme l'amour meurt dans la jouissance comme il meurt chez les animaux aussitôt la reproduction assurée. Et quand le sentiment qui l'accompagne dure plus longtemps, c'est qu'il repose sur des bases plus solides, telle qu'une profonde estime, une amitié, des qualités réelles ou supposées de l'objet aimé. Chez la femme l'amour augmente même par les faveurs qu'elle accorde : tant qu'il dure, il est plus excessif que celui de l'homme.

Si l'amour répond au besoin de reproduction, il est aussi un besoin de la vie sociale, et par cela même il doit être normal, c'est-à-dire qu'à côté de l'amour physique, il doit s'élever un sentiment d'affection du côté des qualités morales. Quand il en est ainsi l'amour physique dure bien plus longtemps que lorsqu'il existe seul.

L'amour physique, l'amour sensuel considéré isolément finit quand il a rassasié ses lèvres à la coupe de la volupté. Le plus profond oubli lui succède, et ses liens, qu'on disait éternels, laissent à peine un souvenir dans la vie.

Le roi Salomon l'a bien défini par ces paroles remarquables :

« J'ai permis à mon cœur de jouir de toutes sortes de plaisirs et de prendre ses délices dans tout ce que j'avais préparé, et j'ai reconnu qu'il n'y avait que vanité et affliction d'esprit dans toutes ces choses, et que rien n'est stable sous le soleil. Les lèvres de la femme sont douces comme le miel, mais la fin en est amère comme de l'absinthe ! »

« Nous insistons encore sur le fait que, chez la moyenne des femmes normales, surtout chez les jeunes filles, l'appétit sexuel est subordonné à l'amour.

Chez la jeune fille, l'amour est un mélange d'admiration exaltée par le courage et la grandeur masculine et le besoin ardent d'affection, de caresses et de maternité. Elle peut être dominée en apparence par un homme, mais le dominer par le cœur. Joint au rôle positif de son sexe, ce sentimentalisme de la jeune fille produit chez elle un état d'exaltation qui aspire souvent à l'extase et qui brise alors toute résistance de la volonté et de la raison. La femme se donne ou se soumet à l'homme pour lequel elle s'est enflammée d'elle-même ou qui a su la conquérir ou l'hypnotiser. Elle est vaincue par ses embrassements ; elle le suit sans résistance et, dans un pareil état d'âme, elle est capable de toutes les folies... Il faut connaître tous ces faits pour estimer à sa juste valeur l'ignominie de nos institutions sociales et leur portée pour la vie de la femme. Si les hommes ne méconnaissaient pas toutes les femmes et surtout s'ils avaient conscience de l'injustice profonde de nos mœurs, de nos lois à leur égard, les moins mauvais au moins ne pourraient se décider à séduire des jeunes filles avec la légèreté qui leur est habituelle, pour les abandonner ensuite lâchement avec l'enfant qu'elles ont d'eux, comme ils le font si souvent »...

... « Il découle clairement de ces faits, qu'en cultivant la tendance moderne des femmes à devenir jouisseuses et à se dégoûter de la maternité, on prépare une dégénérescence complète de la société. Il s'agit ici d'une maladie sociale grave, qui altère rapidement les qualités et la force d'expansion d'une race, et qu'il est indispensable de guérir à temps, si l'on veut empêcher la race qui en est atteinte, d'être supplantée par d'autres ». (A Forel. *La question sexuelle*, 1919).

Il est évident que si l'on veut conserver l'amour et la fidélité de la compagne, la place de celle-ci est au foyer. Dès qu'elle en sort, tout change dans l'existence, adieu économie, sagesse, pondération ; c'est aussi la vieillesse malheureuse. C'est pourquoi l'on voit encore dans nos provinces l'élément féminin demeurer farouchement fermé à toutes les innovations. Elle pressent le malheur et craint sa propre faiblesse. Un couple est plus riche après un certain nombre d'années de mariage si la femme est restée au logis que si elle est allée travailler au dehors ; cela même s'ils ont gagné davantage.

A ce propos, ajoutons quelques mots du Dr Bourgas :

« Le mouvement féministe, si légitime en soi, a été placé sur un mauvais terrain et conduit dans une voie sans issue. La base qu'on lui donne : *l'égalité* des sexes est fausse, et fausse conséquemment, la déduction qu'on en tire : *l'antagonisme* des sexes. Non l'humanité n'est pas divisée en deux camps. Les expressions *féministes* et *anti-féministes* sont des barbarismes vides de sens. La bataille entre des êtres créés pour s'aimer et s'unir est impie, illogique et même quelque peu ridicule. Que sont l'homme et la femme pris isolément ? Des êtres imparfaits. L'être social et physiologique complet est le *couple* formé de deux individus dissemblables dont les facultés, les aptitudes, aussi bien que les organes sexuels sont complémentaires l'un de l'autre. Du moment où les deux sexes se complètent réciproquement pour former le couple, ils ne sont point *égaux*, mais *équivalents*, ce qui est tout autre chose. De cette équivalence, à côté de droits et de devoirs communs, découlent pour chaque sexe, ses droits et ses devoirs particuliers, répondant à la destination spéciale de chacun d'eux. Les êtres adultes ne peuvent vivre isolés ; leur union est rendue nécessaire parce qu'un sexe manque des qualités que l'autre possède, et que ces qualités qu'il n'a pas, lui sont aussi indispensables que celles qu'il a reçues en partage. Les facultés sont bien les mêmes dans les deux sexes, mais avec un inégal développement ; telle faculté atteindra un plus haut degré chez l'homme, telle autre chez la femme. Toujours les forces se complètent, s'équilibrent, se balancent. Partout l'équivalence, nulle part l'égalité. (Dr M. Bourgas : *Le droit à l'amour pour la femme*).

Voici des paroles pleines de sagesse qui devraient mettre bien des choses au point. L'égalité supprime pour l'homme, la galanterie, cette qualité si française ; l'équivalence au contraire la maintient. Sans galanterie, sans attentions à l'égard de la compagne, il n'existe pas d'amour durable. Quelles que soient la patience, la ténacité de la femme dans ses sentiments, il arrive bien vite un moment où elle se lasse d'être traitée uniquement en ménagère ou bête à plaisir.

XI

L'amour dans le mariage.

On dit vulgairement que « l'homme ne vit pas rien que de pain », ce qui signifie qu'il n'a pas seulement des besoins physiques, mais encore des besoins intellectuels et moraux qui demandent aussi bien et non moins impérieusement à être satisfaits. Cette satisfaction pousse l'homme à la recherche du beau et du bon ; dans tout ce qu'il façonne, c'est la perfection qu'il se propose. Il en est de même en amour. Le plaisir charnel devient bientôt pour lui une source de dégoût. L'amour, aussitôt qu'il s'est terminé et fixé par le mariage, tend à s'affranchir de la tyrannie des organes dont l'homme est averti dès les premiers jours par la tiédeur de ses sens et sur laquelle tant de gens se font misérablement illusion. « Le mariage est le tombeau de l'amour. » Proudhon dépeint ainsi l'amour conjugal : « Le peuple, dont le langage est toujours concret, a entendu ici, par amour, la violence du prurit, le feu du sang ; c'est cet amour, entièrement physique, qui, suivant le proverbe, s'éteint dans le mariage. Le peuple, dans sa chasteté native et sa délicatesse infinie, n'a pas voulu révéler le secret de la couche nuptiale ; il a laissé à la sagesse de chacun le soin de pénétrer le mystère et de faire son profit de l'avertissement. Il savait pourtant que le véritable amour commence à cette mort, que c'est un effet nécessaire du mariage que la galanterie se change en culte, que tout mari, quelque mine qu'il fasse, est, au fond de l'âme, idolâtre ; que s'il y a conspiration ostensible entre les hommes pour secouer le joug du sexe, il y a convention tacite pour l'adorer ; que la faiblesse seule de la femme oblige de temps à autre l'homme à ressaisir l'empire ; que, sauf ces rares exceptions, la femme est souveraine, et que là est le principe de la tendresse et de l'harmonie conjugale. »

Voilà l'homme marié, comment doit-il se conduire la première nuit de ses noces ? Son rôle est souvent plus embarrassant et même plus difficile qu'on ne le suppose. Il importe de savoir que ce premier contact de la chair est ordinairement douloureux, un obstacle sépare les deux époux dans leurs premières effusions, c'est la membrane hymen qui est interposée entre la vulve et le vagin. Le premier rapport doit rompre cet organe et cette rupture est ordinairement sanglante. Cette première épreuve est toujours pénible pour la femme qui souvent n'en soupçonne pas toute l'intimité, lui cause, pour peu qu'elle soit nerveuse et délicate, une impression violente désagréable et peu faite pour idéaliser l'amour.

Monsieur Legouvé s'écrie : « Quelle image de l'amour va se graver dans son esprit ? Il en est à qui cette sauvage prise de possesion a inspiré une telle horreur, qu'elles en sont restées presque frappées d'incurables souffrances et que ce souvenir seul éloigne de leur mari. »

Quelles que soient les péripéties de l'entrée en relations, l'homme doit y apporter les plus grandes précautions.

L'impétuosité et la brutalité ne sont pas de mise dans le premier rapprochement.

L'homme doit donc initier lentement, progressivement sa femme au nouveau rôle qu'elle ignore et qu'elle doit remplir, à la pratique des devoirs conjugaux. Il ne doit pas oublier que, de cette première nuit, ses sens et son esprit garderont peut-être un souvenir qui ne s'effacera plus. Il dépend du mari que ce souvenir soit bon ou mauvais.

Une fougue maritale trop impétueuse peut avoir pour la jeune femme des inconvénients fort graves ; le contenant étant pour le moment d'un diamètre très étroit par rapport au contenu, des déchirures profondes ou des inflammations douloureuses peuvent résulter d'une introduction faite avec trop de précipitation. Les tentatives modérées, au contraire, se succèdent, se modifient, et l'éducation finit par se faire sans que l'inexpérience blesse personne, sans que l'échec nuise à l'amour.

Le Dr Morin dit avec juste raison :

« Mais à quoi prétendent-ils donc, ces maris ardents, pleins de *furia* ? — A l'accord de deux âmes au clair de lune ? — Pareille communion s'arrangerait mal d'un tel emportement ? A la satisfaction matérielle du sixième de leurs sens ? Ils l'ont pour la plupart goûtée vingt et cent fois déjà sans que lours transports furent aussi excellents. Mais ce qu'ils cherchent, vous le savez comme moi, ils veulent cueillir la fleur virginale qui ne repousse pas ; leur bonheur vient de la rupture de cette membrane que les médecins nomment hymen, et dont l'intégrité, pensent-ils, témoignent de la pureté de celles qu'ils ont épousée. »

Le célèbre Roussel s'exprime ainsi au sujet de la virginité :

« L'ardeur impétueuse avec laquelle l'homme cherche à s'unir à la femme semblerait devoir exclure en lui un goût bizarre et contradictoire qui trouble quelquefois son repos. Lorsqu'il est parvenu à surmonter toutes les difficultés qui gênaient sa passion, lorsqu'il a écarté toutes les barrières et qu'après avoir marché de victoire en victoire, il se trouve maître de tout et qu'il ne lui reste plus qu'à jouir, il aime à rencontrer un obstacle qui l'arrête tout à coup, et veut que le passage qu'il désire le plus franchir, lui soit fermé. »

Or aujourd hui il est prouvé qu'une femme peut parfaitement avoir pratiqué le coït, même plusieurs fois, sans que l'hymen se rompe !

Dans le mariage le désir charnel naît naturellement de cette vie commune, de cette cohabitation intime et réclame impérieusement cette satisfaction. Mais cette satisfaction des sens doit être réciproque, ou tout au moins ne doit pas être obtenue au prix d'une contrainte ou au détriment de la paix conjugale. La fin du mariage s'obtient toujours par des procédés doux, aimables, insinuants et non par des manières brutales et autoritaires.

Du reste voici quels sont les préceptes généraux du mariage, les plus propres à l'amour durable et à la fidélité des époux. Il est vulgairement admis que la lune de miel a une durée de six mois ; pour quiconque sait la mettre à profit, elle peut durer plus longtemps..... toujours !

« Comme on fait son lit, on se couche. » « Comme on sème, on récolte ». Jamais proverbes n'eurent d'applications plus justes.

Contrairement à la doctrine régnante le devoir capital d'un mari intelligent et sage, consiste à chercher son bonheur dans celui de sa femme. Tel est le but dont rien, dans le présent, comme dans l'avenir, ne devra le détourner. Inutile de rappeler que la femme ne sera réellement heureuse que par l'amour.

Donc, tout jeune mari, mis en possession de sa jeune compagne, au lieu de raisonner et d'agir en homme sceptique et blasé, sera instinctivement porté à se mettre au lieu et place de sa jeune épouse, attendant la révélation du terrible mystère ; on comprendra son innocence et sa curiosité, ses frayeurs et ses désirs. La première pensée sera de la rassurer, d'éviter qu'aucune sotte vanité, aucune impatience ne l'excitent à user trop tôt de ses droits. Afin que l'amour vienne sûrement et sans appel, il ménagera cette femme sainte, la préparera par des tendres soins. Il se souviendra que cette enfant, gracieuse fleur dont l'arôme doit parfumer toute sa vie, ne le connaît, ni ne l'aime point encore, qu'elle le redoute et à coup sûr ne le désire pas dans le sens que l'entend généralement la vanité masculine.

L'union intime de l'homme et de la femme étant l'œuvre du temps, ne pouvant s'effectuer dès le début, commencer par là, ainsi qu'on a l'habitude de le pratiquer, serait s'exposer à soulever des dégoûts cachés, de sourdes révoltes. Cette heure de la possession, durant laquelle l'homme est dominé par les sensations physiques, est moralement, pour les femmes, une heure solennelle ineffaçable. La profaner, c'est lui faire un outrage sensible, ineffaçable aussi. Il se gardera donc de s'appuyer sur cette maxime grossière : « La femme veut être violée ! » Sans doute il faut peu à peu enlever les barrières que sa pudeur oppose et faire à sa volonté une douce violence. Bien niais serait celui qui attendrait un consentement formel ; mais encore faut-il que cette violence vienne au moment opportun, alors que la femme est déjà vaincue et à moitié séduite ; il ne faut pas oublier que si le contrat donne la dot, l'amour doit donner la femme, si donc, il sait tout d'abord la mettre à l'aise, la délivrer de la cruelle oppression qui l'étreint, il éveillera aussitôt en elle une ineffable quiétude. Son cœur sera heureux de se livrer à celui qui, si bien, sait la solliciter.

En un mot, voulez-vous être sérieusement son maître, soyez son amant. Votre rôle ne sera difficile qu'au début. Par votre joyeux abandon, donnez-lui l'exemple de la confiance, apprenez-lui peu à peu avec intelligence et délicatesse, la langue de l'amitié, des confidences, des petits secrets, et vous serez bientôt surpris et ravi des jolis rêves, des gracieux trésors de bonheur et d'amour qui s'échapperont de son cœur, comme une volée d'oiseaux joyeux, auxquels on vient d'ouvrir la cage ; le reste viendra tout seul, et vous ne tarderez pas à voir cette jeune fille se transformer. N'ayez ni crainte, ni défiance, soyez avec elle jeune et radieux, comme vous le seriez avec la plus ardente maîtresse. De l'amour et de ses charmants mystères ne lui laissez rien ignorer. Donnez essor à tout ce que sa jeunesse renferme d'abandon, de gaité, de ravissante folie. Qu'elle sache bien que vous l'initiez en tout, que vous la voulez heureuse, non seulement comme épouse, mais comme femme. Qu'elle n'ait à croire n'avoir rien à envier aux autres. Tout bas, dans le secret de son cœur, elle sera si fière de votre confiance, si heureuse et si reconnaissante d'être épouse aimée, caressée comme une maîtresse adulée, que, n'eussiez-vous pris ce rôle que par politique de cœur vous l'accepteriez alors tout de bon, rien que pour le charme délicieux qu'il vous offrirait.

Il faut bien comprendre que cette instruction intime de la femme est la meilleure sauvegarde de sa fidélité. Il n'est pas d'opinion plus fausse et plus funeste que celle qui consiste à dire « ma femme est froide et ignoraute, elle a été élevée dans des principes sévères, Dieu soit loué ! laissons-la dans cette placide et rassurante réserve, n'allons pas lui donner des idées et des goûts qui plus tard deviendraient dangereux pour notre repos ».

Raisonner ainsi, c'est faire preuve d'un profond égoïsme, c'est absolument ignorer la nature féminine, c'est enfin méconnaître la première leçon que nous donne l'histoire.

Ne semble-t-il pas, en effet, que cette figure d'Eve, placé au seuil de la société ave son innocence, sa curiosité et sa faiblesse, soit le symbole de sa race, et comme un flambeau qui doive éclairer tous les mystères de son sexe ? D'où vient que cette antique leçon est si mal comprise, si mal interprétée ? Qu'elle n'excite que des sourires et de ridicules allusions au fruit défendu ? Le fruit défendu ! ce n'est point le plaisir illégitime, le changement, les caresses coupables ; c'est la connaissance entière de l'amour, dans toute sa splendeur !

Par dédain, ineptie ou tout autre motif, il vous est loisible de les refuser à votre femme, mais alors, ne soyez pas étonné que, négligeant dans votre Eden, une fleur mystérieuse et défendue. le démon de la curiosité d'une part, et celui de la tentation de l'autre, se coalisent pour vous la dérober. Vous aurez beau croire que tout est calme, tranquille autour de vous, qu'insouciant, vous pouvez en sécurité vous endormir, le serpent ne rampera que plus audacieusement à vos côtés.

Mais alors, diriez-vous, que deviennent la dignité du mari, la gravité du père de famille, le respect du mariage ? Est-ce que ce libre abandon, cette initiation complète, en créant des besoins que l'homme n'est pas toujours sûr de satisfaire plus tard, ne mènera pas tout droit au libertinage, à l'adultère que l'on aura voulu éviter ?

Que la femme ne soit jamais plus obéissante et plus dévouée que lorsqu'elle se sent aimée, que les tendresses soient de plus fortes garanties contre son infidélité que le sacrement de mariage, qu'en conséquence, on lui accorde dans une large mesure le droit de l'amour, c'est une vérité reconnue pour tout le monde ; mais croire qu'un mari, pour conquérir et conserver le cœur de sa femme, est tenu, sous peine d'être trompé, à employer les mêmes soins, les mêmes efforts, les mêmes séductions qu'un amant, qui, pour arriver à se maintenir, ne peut évoquer que l'attrait du plaisir, que l'éblouissement des jouissances sensuelles, c'est nier la force de l'amour chaste et honnête, emprunté au sentiment du devoir, au caractère sacré de l'union conjugale.

Ces considérations toutes graves qu'elles soient, ne tiennent pas des faits concluants. Les faits nous enseignent en effet, à ne pouvoir en douter, que la curiosité et l'ignorance ont une grande part dans la perdition des femmes. Et si comme l'a dit Aristote « il faille toucher sa femme prudemment et sévèrement, de peur qu'en la chatouillant trop lascivement, le plaisir ne la fasse sortir des bornes de la raison », nous pensons que l'on pourrait s'accommoder de ces préceptes, si l'épouse était une sorte de virago imposante comme une Minerve, mais que si elle avait en partage le maintien et le sourire de Vénus et l'aimable folie des grâces, il vaudrait mieux lui faire approuver les usages différents. Approuvons donc les pythagoriciens qui disaient qu'une femme qui se couche auprès d'un homme doit, avec ses habits, dépouiller la pudeur et la reprendre aussitôt qu'elle se lève.

Encore faut-il se rappeler qu'au-dessus de ces causes plus apparentes que réelles, il y a les instincts irrésistibles de la nature. Que le trop de science en égare quelques-unes, c'est incontestable, mais, dans l'hypothèse d'une initiation complète, à moins de dispositions maladives ou perverses, c'est à peu près toujours la faute du mari qui, au lieu de ne voir dans le mordant des sensations qu'un moyen, qu'un stimulant nécessaire à l'accomplissement des devoirs envers la famille, le présente à leur compagne, comme le but supérieur, culminant de la vie.

Il est évident que les choses changent d'aspect, de caractère et de portée, suivant le point de vue où l'on se place. Pour l'amant le plaisir est tout, c'est sa seule raison d'être, aussi s'acharne t-il à le poétiser, à le défiler, à le transformer en culte. Une fois sur cette pente qui la trouble, la fascine et l'étourdit, comment la femme pourrait elle s'arrêter en si beau chemin et ne pas tomber dans les abîmes ou la perversion des idées, le déchaînement de l'imagination et des sens, fatalement la poussent! Aussi, qu'arrive-t-il dans la plupart des relations illégitimes ? C'est que dès que le séduisant poème a déroulé tous ses chapitres, le volume est fermé et l'on passe à un autre.

Dans le mariage c'est bien différent ; là, on a à compter sur un sentiment plus robuste, sur un but plus noble et plus durable. Là l'amour n'emprunte rien aux fiévreuses péripéties de l'intrigue, mais il s'empare de tous les besoins du cœur, se fortifie de tous les intérêts et de tous les efforts communs.

D'ailleurs, pour comprendre à quelle élévation peut atteindre l'amour dans le mariage, combien fort il peut être contre les séductions de la galanterie, surtout lorsqu'on a eu soin d'apprendre à la jeune epouse, à juger les hommes, à faire la part de leurs présomptions, de leur fatuité et de leur égoïsme, il n'y a qu'à savoir ce qu'est pour la femme, le premier homme qui l'a émue et troublée, qui tout bas lui a dit ces mots magiques qu'elle se répète à elle-même, qui l'a initiée à la vie sensuelle par la volupté. Il n'y a qu'à se rappeler l'empreinte et le prestige qu'exerce sur elle cet homme avec son titre de mari, titre terrible dont la magie indéfinissable résiste aux plus graves dissentiments. Voilà pour l'erreur et le sacrilège.

Quant à l'imputation d'imprévoyance, elle n'est pas fondée. L'harmonie de tempérament est sans contredit le plus difficile à préjuger, mais il est presque toujours possible de le réaliser dans la suite, car, quels que soient le degré et le mode de sensualité de la femme, le mari peut, à tout âge, le concilier avec ses aptitudes et ses besoins. Le moyen d'y parvenir consiste à transformer avec tact et intelligence en attendrissement de cœur, en neuves et pures caresses, le bouillonnement exagéré des sens, à remplacer la restriction forcée par de la tendresse, par une causerie intime, par une forme de l'amour, enfin.

Ce n'est pas toujours le plus grand acte qui plaît le mieux à la femme, elle est moins flattée souvent que des autres attentions gracieuses et délicates, que de ces riens qui, sans cesse lui répètent qu'elle est la seule pensée de son mari. Il ne lui faut souvent qu'une intimité amicale et tendre, et trop de réserve la jette dans les désirs et les écueils de la passion.

Quiconque sait mettre à profit les ressources du cœur, les beautés de l'amour, n'a rien à craindre de l'éclosion de la crise des sens. On ne peut donc pas y voir un danger, comme peuvent le croire les gens grossiers. L'homme intelligent et distingué qui, sous le voile de la pudeur, sait tout ennoblir, y puisera, au contraire, son plus puissant levier de force et d'harmonie. La femme qui, chaque soir, s'endort aux côtés de son mari, après lui avoir confié tous ses petits secrets, en avoir reçu toutes ses confidences, ne le trompera jamais.

Quant aux lits séparés qu'on préconise dans un certain monde, nous ne saurions trop condamner ce système, dit infaillible. Le lit est le trône, le sanctuaire de la femme ; l'y laisser seule en proie, à ses rêves, à ses impressions, à ses insatiables besoins d'épanchement, de protection et d'intimité, sous prétexte d'éviter la satiété, le désenchantement et le dégoût, c'est envisager l'amour par son côté le plus rétréci et le plus misérable ; c'est faire de la ville prose en croyant faire de la haute poésie ; c'est en un mot ignorer la femme et retomber en plein dans les plus tristes errements du temps.

La prédominance des fonctions génératrices sur toutes celles de l'organisme vivant, les soumet à des règles plus rigoureuses et plus absolues, non seulement pour la perpétration de l'espèce. qui est leur but spécial, mais aussi pour l'entretien de la santé et de la vie, comme toutes les autres fonctions naturelles. Sans être aussi exigeantes, sous ce rapport, que celles de la nutrition, elles ne doivent pas moins s'accomplir avec régularité, suivant les besoins et les exigences individuelles. Il est vrai que rien dans la nature ne demande qu'un amant, qu'un époux soit un artisteconsommé, mais tout lui commande de savoir au moins exécuter le thème essentiel et fondamental de l'union parfaite entre l'homme et la femme.

L'exercice du sens génital et sa complète satisfaction sont un besoin, une nécessité fonctionnelle indispensablo à l'hommc et à la fcmmc. Le retour périodique de ce besoin chez les femmes, s'il est satisfait par le spasme voluptueux est à peine de trois en trois jours, pour les constitutions froides, les plus nombreuses. Les désirs sont plus vifs et le spasme plus facile à obtenir dans les trois jours qui suivent la cessation des règles. Ils sont bien moins prononcés, ils sont parfois nuls dans la semaine qui précède l'époque menstruelle.

La menstruation, bien qu'elle produise une excitation particulière de tout l'appareil génital, n'en reste pas moins une fonction réservée à l'isolement de la femme et à l'abstinence de l'homme. Pendant ce temps l'homme doit être plein de délicatesse pour la femme et doit s'interdire tout rapprochement avec elle, en évitant tout commerce compensateur avec d'autres femmes. Il doit conserver toute sa force et apporter, à la fin de l'évolution sanguine, l'intégrale virginité d'une vigueur bien reposée.

En procédant autrement, il fait une sottise et commet une imprudence. Et pourtant la tâche de l'homme est bien facile à remplir, car la femme est moins ardente et plus faible que lui, nous l'avons prouvé. L'opinion contraire et les apparences viennent de ce que, le plus souvent, la fonction sensorielle reste inachevée chez la femme. On conçoit alors qu'elle semble infatigable et insatiable malgré les efforts réitérés et impuissants de l'amant.

L'homme qui aime réellement une femme doit avoir tout le dévouement et toute l'ardeur nécessaire pour faire éprouver à sa compagne le spasme suprême avant sa propre satisfaction. Mais s'il se satisfait d'abord, la prostration dont il se sent atteint ne lui donne ni la force ni l'envie de s'occuper ultérieurement de la femme. Nous avons déjà donné le conseil de se faire violence et de continuer l'action, même après l'éjaculation, afin de permettre à la femme de ressentir elle aussi la jouissance suprême. Mais nous convenons que la chose est difficile ; mieux vaut donc retarder l'éjaculation.

Mais nous dira-t-on, est-ce bien facile aussi ? Il est certainement difficile de s'arrêter en chemin, mais l'homme qui considère que sa compagne a autant droit que lui aux sensations voluptueuses de l'amour, doit se faire violence, ralentir son ardeur, redoubler de caresses d'autre part, c'est ainsi qu'il entretiendra l'amour.

Malthus, voulant restreindre et limiter les naissances, a posé le principe de la contrainte morale dans la génération, mais devant l'impossibilité d'une continence complète et absolue, on crut comprendre que comme le jeûne est la contrainte morale de la faim, par la privation de certains aliments, il s'agissait tout simplement d'amuser et de tromper les organes en leur refusant le nécessaire ; c'est-à dire de frustrer cette fonction en ne la remplissant qu'à demi. De là toutes ces fraudes. ces artifices et ces obstacles imaginés à cet effet ; fraudes et artifices qui altèrent et pervertissent complètement l'exercice des fonctions génitales et amènent insensiblement la femme à la recherche de voluptés réelles, auprès d'un homme moins égoïste.

Il n'existe pas de femmes sans besoins, il n'existe pas de femmes totalement privées de sens, il n'existe pas d'impuissantes au spasme génésique ; mais en revanche, il existe des hommes égoïstes, ignorants, qui ne se donnent pas la peine d'étudier l'instrument que la nature leur a confié, ou qui ne se doutent pas qu'il est nécessaire de l'étudier pour en retirer le moindre accord.

Il faut bien savoir qu'il est beaucoup de femmes qui n'éprouvent la volupté que par l'épanchement du sperme sur le col de la matrice, et par conséquent, si l'acte ne se termine qu'extérieurement de la part de l'homme, elles sont obligées de rester sous le coup d'un ébranlement, et après avoir eu l'espoir de la volupté, d'en être odieusement leurrées.

Le rapprochement sexuel n'est plus dès lors que la satisfaction d'une concupiscence ou d'une immonde lubricité, au lieu d'être cette union à laquelle la nature nous convie par l'attrait du plaisir, et font prendre à la femme des habitudes qui la conduisent fatalement au dévergondage, c'est-à-dire qu'elles recherche à se satisfaire par d'autres moyens que ne manquent jamais de lui enseigner quelque perfide amie.

Si donc un amant tient à conserver à sa compagne l'amour qu'il a fait naître au début de la liaison, s'il tient à l'amour réel de cette femme, qu'il cesse de frauder la nature en accomplissant l'acte sexuel dans toute sa plénitude ; mieux vaut cent fois s'abstenir d'avoir à soi une femme qu'on fait souffrir et qui ne tardera pas à vous mépriser et à chercher des consolations extérieures !

« Pour être heureuse, la femme doit pouvoir respecter son mari et même le considérer avec plus ou moins de vénération, du moins à un certain point de vue ; il faut qu'elle voie réalisé en lui, un idéal quelconque, soit de force corporelle, soit de courage, soit de désintéressement, soit de supériorité intellectuelle. Si ce n'est le cas, le mari tombe facilement sous le gouvernement de la pantoufle, ou bien l'indifférence et l'antipathie se développent chez la femme, à moins qu'un malheur ou une maladie de son mari ne vienne exciter sa pitié et transformer l'épouse en infirmière résignée. Le sceptre de la pantoufle ne peut guère rendre un ménage vraiment heureux, car ici les rôles sont intervertis : la femme règne, parce que le mari est faible. Or l'instinct normal de la femme veut bien régner sur le cœur de l'homme, mais pas sur son intelligence, ni sur sa volonté.

Le règne dans ces derniers domaines peut flatter la vanité féminine et la rendre dominatrice, mais jamais il ne satisfait son cœur, et c'est pourquoi la femme qui règne est si souvent infidèle à son mari, sinon de fait, du moins de sentiments. Dans une pareille union, elle n'a pas trouvé l'amour vrai qu'elle cherchait et n'a pas pu l'y trouver, et c'est pour cela que, si ses principes moraux sont faibles, elle cherche des compensations auprès de quelque don Juan. Si la femme en question a le caractère ferme ou si elle est froide au point de vue sexuel, elle devient facilement une xanthippe aigrie ou amère... La psychologie de ce genre de femme ne manque pas d'intérêt : elles ne sont en général pas conscientes de leur méchanceté.

« L'amertume chronique. suite d'une malheureuse disposition héréditaire de leur caractère, autant que de la déception de leurs sentiments, leur fait prendre le monde en grippe et les rend incapables de voir autre chose que le mauvais côté des gens ». (A. Forel *: La question sexuelle*, 1919).

« Mais qu'est-ce que le bonheur ? Est-ce la sensation du bien-être qu'éprouve l'individu lui-même, ou bien l'opinion des autres hommes sur la valeur des sensations ? On sait que souvent il est très difficile de dire si une personne donnée est heureuse ou non. En examinant à distance, lorsqu'on voit quelqu'un se porter bien, avoir une famille et des moyens suffisants d'existence, on est tenté de proclamer l'individu en question comme tout à fait heureux, ce qui est souvent diamétralement opposé à l'opinion du sujet lui-même. Il est donc impossible de s'en rapporter au jugement des autres.

« D'un autre côté, l'opinion de l'individu sur son propre bonheur, dont on peut se faire une idée, peut-être aussi sujette à des critiques nombreuses. Souvent la sensation de bonheur n'est qu'un symptôme de paralysie générale, comme on peut en juger par le récit suivant : « le malade est content de sa personne, enchanté de sa constitution et de sa situation. Il vante sans cesse l'excellence de sa santé robuste, la vigueur de ses muscles, la fraîcheur de son teint, sa résistance à la fatigue, etc. Ses vêtements sont superbes, son habitation est fastueuse. A un degré plus avancé, l'exagération est excessive ; tel prétend par son souffle renverser les cœurs, tel autre se dit capable de soulever cent kilogrammes, celui-ci boirait une tonne, celui-là n'est jamais fatigué, quoi qu'il fasse. Les idées mégalomaniques interviennent enfin, et les malades s'attribuent à foison : titres, puissance... »

« Comme la paralysie générale est une des conséquences de la syphilis, il n'y aurait donc qu'à répandre cette maladie pour procurer au plus grand nombre d'hommes, le sentiment du plus grand bonheur possible. Il n'est pas besoin d'insister sur l'absurdité d'une pareille perspective. Il ne reste pas moins vrai que cette question du bonheur, si intimement liée à la vie sociale, est un problème des plus difficiles ». (E. Metchnikoffe, *Etudes sur la nature humaine*, Paris, 1917).

Il est fort probable que l'on trouve en ménage, un bonheur relatif, avec une saine philosophie, en admettant que chacun possède un certain nombre de défauts déplaisants pour le compagnon. Cette certitude aidera à supporter les défectuosités morales ou physiques de l'être vivant à côté de soi.

XII

Différence entre l'amour dans l'homme et l'amour dans la femme

Dans les espèces dont l'organisation se rapproche de la nôtre, l'un des deux sexes féconde, l'autre forme après avoir été fécondé, l'espèce est ainsi maintenue.

Cet acte occupe peu d'instants pour que l'espèce se montrât toujours nombreuse, il n'eut peut-être pas suffi, parmi nous, que cette jouissance exaltée par le plus violent des désirs, fut commandée par des besoins également impérieux. Trop d'individus dans l'ignorance et les misères où le genre humain s'écoule presque entier, n'auraient cédé que d'une manière insuffisante aux émotions momentanées d'un appétit non partagé. Il fallait encore que les accessoires de ce besoin, que l'émotion morale qu'il produisait, que tous les sentiments qu'il éveillait, en fissent la plus douce des pensées et la pente la plus naturelle des cœurs.

Mais dans les affections indirectes dont ce plaisir est le premier moteur, chaque sexe conserve le caractère distinctif dont la cause est évidemment dans ses organes. Le sexe qui forme et qui nourrit a des soins à remplir, souvent il faut les éviter. C'est au sexe qui reçoit l'action qu'il appartient de s'y refuser. Il est le moins puissant, ce n'est pas à lui à chercher à vouloir ; il est le moins fort, ce n'est pas à lui à exiger. Aussi n'a-t-il point cette expression extérieure donnée au sexe qui veut toujours lorsqu'il désire. Aussi, lors même qu'il ne refuse pas, il permet et ne demande point, il consent et ne pense point ; s'il se livre enfin à ce plaisir que tous demandent, il ne l'avoue entièrement que lorsqu'il ne saurait plus le taire ; il le partage, lorsquil ne peut plus s'y soustraire et l'on dirait qu'il ne consent à le recevoir que parce qu'il ne peut plus se dissimuler qu'il l'a donné.

L'homme ne voit guère dans les rapports de l'amour qu'une occasion de plaisir, il veut surtout de l'agrément, il en détermine le mode et le mouvement, il cherche un motif d'action, il faut qu'il soit ému par la beauté.

A la femme, il faut seulement qu'on sache l'émouvoir. Placée dans la dépendance de l'homme, elle a besoin d'un homme qui ne lui fasse aucun tort, aussi l'homme sûr est-il celui qu'elle doit préférer, si de plus, il sait faire jouir, il a tout.

L'homme s'abandonne à ses désirs, il s'embrase, il veut jouir, il y parvient : on dit qu'alors il n'aime plus. Son activité le porte d'une chose obtenue à une chose espérée, d'une chose faite à une chose à faire, il doit satisfaire à un désir nouveau.

La femme est incertaine, elle délibère si elle cède, elle compromet son être ; si elle résiste toujours, elle ne l'emploie pas. Elle hésite, elle consent, et c'est alors qu'elle aime ; ce qui est obtenu convient à ses besoins, moins impétueux, elle tient pour un temps aux choses établies et réalisées.

La résistance de la femme en prolongeant le désir de l'homme, le change en passion ; le but des sens ainsi différé, ainsi reculé cesse d'être en perspective ; insensiblement ce besoin subit et passager se trouvera remplacé par des besoins vagues, par des désirs multiples de la pensée. La femme se donne alors un pouvoir nouveau et comme surnaturel sur celui qui l'aime, elle se donne sur lui un empire qui tire le sexe faible de la dépendance du sexe fort et qui soutient la vanité de celui-là contre l'orgueil de celui-ci. Les hommes sont flattés de cette résistance qu'ils voient céder à l'amour, car ils ont soin de croire qu'elle n'est surmontée qu'en leur faveur.

La jalousie fait aimer cette résistance, elle fait de la chasteté des femmes leur première vertu, afin que l'on puisse prétendre à leur fidélité.

Cette contrainte imposée aux femmes les rend réservées, puis dissimulées, puis fausses, puis perfides, puis débauchées, c'est encore ainsi qu'elles deviennent dévotes. Mais il faut encore ajouter que grâce à la civilisation, l'homme joint à l'appétit direct et grossier de l'amour, des artifices infinis. Son industrie a changé l'attaque simple du sexe et la simple résistance de l'autre en une multitude de moyens d'attaque et de résistance. L'amour propre s'y est ajouté, et c'était infaillible, il en fait une guerre offensive et défensive, pleine d'adresse, de subtilité, de dissimulation. On veut à la fois tromper et être le maître.

On a toute la candeur de la jeunesse, on a tous les désirs de l'inexpérience ; car à toutes les facultés de l'amour il faut arriver, on a les moyens de plaire, il faut être aimé.

L'âge, le désir, les convenances, l'âme, les sens, tout le veut, c'est une nécessité. Tout exprime, tout demande l'amour. Cette main formée pour les caresses est inconnue s'il ne dit pas : je consens à être aimé ; ce sein qui sans amour est immobile, muet, inutile et qui se flétrit en vain, sans avoir été divinisé ; ces formes, ces contours qui changeraient sans avoir été connus, admirés, possédés, ces sentiments si tendres, si voluptueux, cette loi délicieuse que la loi du monde a dictée, il faut la suivre. Ce rôle énivrant que l'on sait si bien, que tout rappelle, que le jour inspire et que la nuit commande ; quelle femme jeune sensible, aimante, imaginera de ne le point remplir. Aussi ne l'imaginera-t-on pas. Toute femme veut être aimée, dut-elle être trompée !

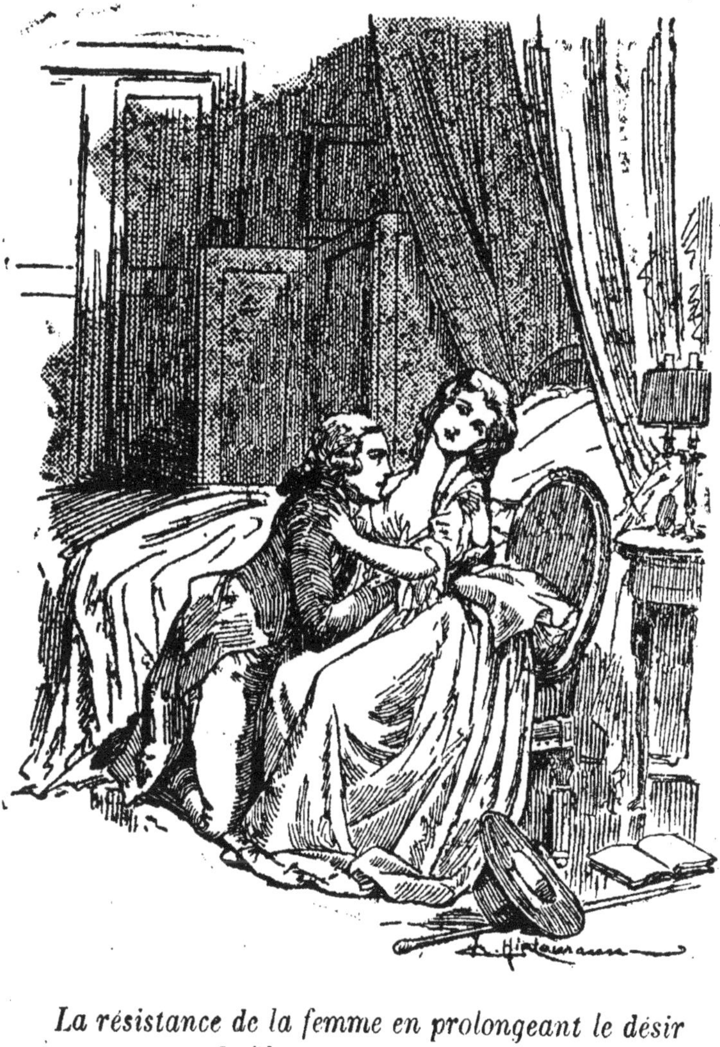

La résistance de la femme en prolongeant le désir de l'homme... (page 129)

XIII

Sur l'Inconstance des femmes

L'Inconstance des femmes paraît à quelques égards assez pardonnable, car outre l'inclination qui nous porte, comme elle, à la nouveauté, elles pensent qu'il y a souvent de l'erreur et du mécompte dans le mariage. Il résulte même de l'éducation mystérieuse qu'on leur donne, et dont on leur cache le but, qu'elles font de bonne heure des réflexions profondes, dans lesquelles l'imagination se portant au-delà de la réalité, les expose à de fâcheux retours. Privée de connaître le véritable objet de leurs désirs, elles s'en représentent qui sont fort au-dessus de la portée ordinaire. On se souvient de Jeanne de Naples, qui ayant été trompée sur ce point en épousant son premier mari, s'en vengea si cruellement, et le fit pendre aux grilles de sa fenêtre avec un lacet d'or et de soie qu'elle avait fait elle-même. Toutes les femmes ne sont pas reines, mais elles n'en ont pas moins de ressentiment.

Platon, dans ses lois, avait prévu les dangers

de pareilles erreurs, et comme un grand philosophe il avait décidé qu'avant tout mariage, les juges visiteraient les garçons entièrement nus.Les Lacédémoniennes, bien plus chastes que nos femmes, voyaient tous les jours dans une nudité complète, les jeunes gens de Sparte et craignaient peu de montrer elles-mêmes leurs appâts secrets, assez couverts, dit ce sage, de leur seule vertu.

Peut-être faudrait-il faire revivre cette vieille coutume des villageois de la Souabe, où il était admis aux jeunes gens de venir la nuit, courtiser les filles dans leur chambre, c'est ce qu'on désignait sous le nom des *nuits d'épreuve*. Ainsi il n'y avait pas de surprise! Supposons qu'on pût trouver un moyen de rendre à toutes les femmes, sans exception, cette chasteté qu'on exige d'elles, de manière que nulle femme ne pût se livrer à l'amour avant le mariage avec d'autre homme que son mari; cette disposition envelopperait les deux sexes dans la même servitude, et chaque homme ne pourrait avoir dans le cours de sa vie que la femme qu'il aurait épousée. Or quelle serait l'opinion des hommes sur cette perspective d'être, toute leur vie, réduits à ne jouir que d'une épouse qui pourra leur devenir insipide le second mois du mariage ?

Certes chaque homme opinerait à étouffer l'auteur d'une pareille invention, qui menacerait d'anéantir la galanterie. C'est ce qui montre que tous les hommes sont personnellement ennemis de leurs préceptes de chasteté antérieure et de fidélité postérieure au mariage ; et, en définitive, le bonheur de l'un et de l'autre sexe ne se fonde que sur la résistance réciproque de tous deux aux préceptes de l'institution conjugale. C'est une double violation tacitement consentie par les hommes et les femmes. Or, une coutume qui exige que les deux sexes collectivement et individuellement s'accorde à refuser et éluder, n'est-ce pas l'union spéculative.

En France, a dit Montesquieu, les maris regardent les infidélités comme les coups d'une étoile inévitable. Un mari qui voudrait seul posséder sa femme, serait regardé comme un perturbateur de la joie publique, et comme un insensé qui voudrait jouir de la lumière du soleil à l'exclusion des autres hommes.

Pour qu'un homme pût se plaindre avec raison de l'infidélité de sa femme, il faudrait qu'il n'y eût que trois personnes dans le monde ; ils seront toujours à bout quand il y en aura quatre.

La loi fait jurer à la femme d'être fidèle à son mari, et l'on sait du reste que ce que l'on exige des femmes, c'est positivement ce qu'elles ne peuvent pas accorder.

Pourquoi donc s'obstine-t-on à leur faire faire un serment qu'elles tiennent si mal, ou plutôt qu'elles ont tant à cœur de trahir ? C'est là une des mille conséquences des hommes ; ils savent que cet article du code, loin d'éloigner les malheurs qu'ils redoutent, ne fait au contraire, que les hâter ; ils savent que l'esprit de contradiction est enraciné chez les femmes ; ils savent qu'incapables de se conduire, elles exercent néanmoins le commandement, et malgré tout, ils ne persévèrent pas moins à suivre les anciens errements. Est-ce que par hasard,pour jouir au moins des bénéfices du changement, ils comprendraient la nécessité de pousser les femmes à leur être infidèles ? Cela pourrait bien être, et Montesquieu l'a donné à entendre.

Il est reconnu par tout le monde que l'infidélité a produit plus de mal que tous les vices réunis, et cependant elle a trouvé des apologistes, même parmi les femmes. Madame de Bourdie lui a consacré des éloges qu'il serait trop long de rapporter ici, mais dans lesquels on remarque les premières strophes.

Cœurs sensibles, cœurs fidèles,
Qui blâmez l'amour léger,
Cessez vos plaintes cruelles ;
Est-ce un crime de changer ?
Si l'amour porte des ailes,
N'est-ce pas pour voltiger ?

Le papillon de la rose
Reçoit le premier soupir ;
Le soir, un peu plus éclose,
Elle écoute le zéphir :
Jouir dans la même chose,
C'est vraiment ne plus jouir

Tout le monde connaît ces vers de La Fontaine :

Même beauté, tant soit exquise
Rassasie et saoûle à la fin
Il me faut, d'un et d'autre pain :
Diversité, c'est ma devise.

Cette maîtresse, un tantet bête,
Rit à mes yeux ; pourquoi cela ?
C'est qu'elle est neuve ; et celle-là

Qui depuis longtemps m'est acquise,
Blanche qu'elle est, en nulle guise
Ne me cause d'émotion.
Son cœur dit oui ; le mien dit non ;
D'où vient ? En voici la raison ;
Diversité, c'est ma devise.

Les vers suivants sont de Mlle de la Vigne :

La Bergère Liris, sur les bords de la Seine :
Se plaignait l'autre jour d'un volage berger.
« Après tant de serments, peux-tu rompre la chaîne ?
Perfide, disait-elle, ose tu bien changer ?

Puisqu'au mépris des Dieux tu peux te dégager,
Que ta flamme est éteinte et ma honte certaine,
Sur moi-même, de toi je saurai me venger,
Et ces flots finissent mon amour et ma peine ».

A ces mots, résolue à se précipiter,
Elle hâta ses pas, et, sans plus consulter,
Elle allait satisfaire une fatale envie.

Mais bientôt, s'effrayant des horreurs de la mort ;
« Je suis folle, dit-elle, en s'éloignant du bord ;
Il est tant de bergers, et je n'ai qu'une vie ».

Un poète tient à peu près ce langage ; il trouve l'inconstance chose fort naturelle et quand l'un des amants est inconstant, ce qu'il y a de mieux à faire, c'est de l'imiter. En effet pourquoi pleurer? Est-ce que les larmes ont jamais eu le pouvoir d'empêcher un cœur de s'envoler vers d'autres amours ! Loin de là, plus celui des deux amants qui est quitté se lamente, plus celui qui l'a quitté, fuit. Le poète a donc raison de dire : si l'on vous aime, aimez ; quand on ne vous aime plus, n'aimez plus. L'infidélité ne se guérit que par l'infidélité :

N'aimez jamais qu'on ne vous aime
L'amour n'est rien ! Si l'on n'est deux,
Veut-on changer ? Changez de même.
C'est le vrai moyen d'être heureux.

Quand un cœur à vous s'abandonne,
Recevez-le pour ce qu'il vaut ;
Souvent l'inconstance le donne,
Et vous le reprend aussitôt.

Est-il étrange qu'une belle,
Après vous, forme un autre choix ?
Souvenez-vous qu'une infidèle
Ne l'est jamais pour une fois.

Vous prenez la place d'un autre,
Il faut que chacun ait son tour,
Et qu'un rival succède à l'autre,
Tel est le destin de l'amour !

Quiconque veut conserver une femme pour lui tout seul, ne doit jamais la quitter ; car la femme est plus difficile à garder qu'un trésor ; il faut prendre celui-ci, tandis qne celle-là pousse la complaisance jusqu'à se donner. Les histoires, les contes et les romans sont pleins d'aventures de ce genre. L'une des plus curieuses est celle d'un capitaine Espagnol qui, se trouvant prisonnier avec sa femme en Algérie au temps de la domination Arabe, eut la permission de revenir en Espagne, vendre tous ses biens pour payer le prix de sa rançon. Il avait laissé sa femme en otage. Après avoir à grand peine réuni la somme nécessaire au rachat de sa personne et de celle de sa femme qu'il idolâtrait et pour laquelle, après avoir sacrifié sa fortune, il était disposé à sacrifier sa vie, il revint en Algérie. Le bonheur qu'il éprouva en revoyant sa femme ne saurait se décrire. Après lui avoir raconté toutes les peines qu'il avait eues pour réunir la somme nécessaire à leur délivrance, il se coucha et dormit du sommeil du juste. Le lendemain matin, à son réveil, il ne fut pas peu surpris de ne point sentir sa femme à ses côtés, il chercha partout, appela, et personne ne lui répondit. Enfin il apprit que sa femme s'était enfuie la nuit avec un Juif renégat, et que, pour comble de malheur, elle avait emporté la cassette qui contenait le prix de sa rançon !

Le dey d'Alger, ayant appris son infortune, le fit son premier Eunuque blanc.

XIV

De la fidélité des femmes et des moyens de la garantir selon leurs conditions et leur caractère.

La femme riche. — Les besoins auxquels la nature nous a condamnés sont si grands, ils se font sentir avec tant de violence, lorsque nous ne pouvons y satisfaire, et les mariages nous les multiplient encore dans la personne des enfants, qu'il n'est pas surprenant que les hommes aient des yeux pour l'or, comme pour le mérite des femmes, puisqu'il n'est point de sort plus à plaindre que celui des parents chargés de famille et de misère. Mais il ne faut pas que ce lien devienne le seul objet d'un homme ; qu'il soit content du nécessaire lorsqu'il n'en pourra pas rencontrer davantage avec vertu.

Les femmes avantageusement dotées sont ordinairement les plus passionnées ; et les maris, comme enchaînés par les considérations de leurs richesses, n'osent, le plus souvent, s'opposer à leur licence ; et s'ils entreprennent de la réprimer sans le secours de prudence, il est à craindre qu'ils ne se préparent des ennuis encore plus graves. Ces deux extrémités sont également dangereuses, car si un mari trop complaisant, laisse sa femme maîtresse de ses volontés et de sa bourse, elle ne manquera presque jamais d'en abuser. Les divertissements deviennent ses occupations ordinaires et comme la pente est fort aisée des jeux permis aux jeux défendus, elle s'y laisse entraîner sans résistance, sollicitée par les appâts dont le crime sait se farder et par des gens qui ont soin de lui en inspirer le goût et d'en aplanir le chemin.

Si, au contraire, un mari répond avec trop de hauteur et d'avarice à la conduite mondaine d'une femme riche, le dépit vient d'abord s'en emparer et la rend capable de ces vengeances, dont les traits sont à nos cœurs, des blessures qui font gémir la constance la plus stoïque.

Voici donc ce que la raison inspire pour sauvegarder le bonheur et la bourse dans une conjoncture aussi délicate.

Si vous avez été aveuglé par le seul éclat des richesses dans le choix d'une femme, vous devez observer avec grande attention ses premiers pas ; et si vous la voyez portée à l'indépendance et à de trop grandes dissipations, opposez-vous promptement et sagement à ses désirs ; il faut se plaindre, d'un air tendre, du mépris qu'elle a pour votre personne et de ce qu'elle prend d'elle-même, ce que vous voudriez avoir le plaisir de lui accorder ; faites-lui connaître, par des preuves généreuses, que vous n'avez pas prétendu vous rendre esclave de son argent, mais de sa vertu et que votre amitié vous force de remonter à votre rang pour lui en faire un hommage volontaire, ainsi, après que vous aurez saisi l'autorité, laissez agir votre complaisance, et paraissez plutôt l'intendant des plaisirs de Madame que son censeur ou son maître ; mais après que vous l'aurez accoutumée à recevoir de vos mains de quoi satisfaire à ses inclinations, attendez quelquefois qu'elle vous explique ses besoins et quand vous l'aurez réduite à demander, devenez tous les jours moins prompt à donner ; commencez même à refuser l'excès du superflu, tantôt faute d'argent, tantôt pour des raisons politiques et jamais par dédain, ni mépris. Une femme s'offense beaucoup plus de la manière brutale dont on la refuse que du refus même ; et quand on la fait pailler par de belles paroles et que l'on montre le chagrin qu'on ressent en refusant, elle croit avoir été exaucée et vous la ferez ainsi resserrer peu à peu dans les justes limites de votre condition.

L'amour du luxe est la passion la plus commune et la plus dominante des femmes ; comme elles sont fort vaines et qu'elles ne peuvent se distinguer par aucun acte d'éclat, elles tentent de s'attirer les regards du monde par un extérieur brillant ; les hommes étant en effet sensibles à ces appas étrangers ils se sacrifient en grand nombre sur de pareils autels. De là vient qu'une femme est aussi fière sous de riches habits qu'un conquérant à la tête de son armée.

Il est donc fort peu de femmes que cet esprit

du monde ne possède, et celles dont les dots sont considérables pensent surtout que la vanité est une habitude qu'elles se doivent.

Il est de la plus élémentaire prudence du mari de borner au plus tôt sa femme, car si par malheur il devient épuisé par des dépenses excessives, ou s'il entreprend trop tard de la modérer, la honte de se voir dégrader et l'agréable habitude qu'elle avait contractée, peuvent souvent la déterminer à chercher des moyens de suppléer à l'impuissance pécuniaire ou à la mauvaise volonté de l'époux.

Pour tenter la réforme avec moins de péril, commencez d'abord par lui faire entendre que la nature l'a douée de toutes les qualités qui peuvent rendre une femme aimable et que les vêtements somptueux dérobent une partie de l'attention que l'on aurait pour son mérite s'il paraissait tout seul ; louez, au défaut de sa beauté, son esprit, sa grâce, et marquez lui plus d'ardeur dans sa simplicité que dans son élégance ; vous la disposerez par là, insensiblement à souffrir le coup que vous lui préparez. Gardez-vous pourtant de porter trop loin votre économie, vous jetteriez dans son cœur les semences d'un ressentiment éternel, si vous la frustriez, malgré elle, de ce que sa condition lui permet de prétendre. On ne doit pas entreprendre de corriger un excès par un autre excès, qu'un juste milieu soit votre règle, et ne craignez point de fâcheux revers, si vous autorisez votre procédé par de bonnes raisons et surtout si vous savez persuader à votre femme que toutes vos attentions n'ont qu'elle-même pour objet, que vous ne réglez ses dépenses que pour être en état d'y fournir toujours.

La femme la plus déraisonnable se rendra, sans doute, à des remontrances si sages, car elles se laissent toutes tourner aisément du côté que la flatterie, l'amitié, la douceur, et la raison leur montre.

Mais supposons que votre femme soit d'un naturel plus farouche et que son esprit s'irrite contre le joug que vous voulez lui imposer, demeurez néanmoins toujours ferme dans l'exécution de vos desseins et combattez-la avec autant de douceur que de force, relâchez seulement la tendance à vos emportements, ne cédez pas cependant à des désirs de clémence, car si vous mollissez après avoir tenté le premier effort et qu'elle vous échappe de nouveau, vous ne feriez plus que recommencer inutilement. Commandez plutôt, par quelque froideur, son opiniâtreté et ses mauvaises dispositions ; dès qu'elle connaîtra votre fermeté, elle s'adoucira d'elle-même et vous gagnerez encore son cœur si, dans ces premiers moments, vous lui procurez quelques plaisirs et surtout de savantes caresses.

La femme belle. — On dirait que la beauté des femmes est le plus dangereux écueil que leurs maris aient à craindre, parce qu'elle leur attire un plus grand nombre d'adorateurs et que les passions qu'elles inspirent, étant plus violentes, les exposent à de plus fortes épreuves et par conséquent à de plus grands périls. Cependant, il est certain que la beauté est plutôt le garant de la vertu d'une femme que l'ennemi ; car s'il est vrai que l'éclat et les appas des femmes soient des flambeaux qui embrasent les cœurs, il est aussi vrai qu'ils ne servent qu'à les rendre elles-mêmes plus froides, et si la beauté rend les hommes esclaves, elle n'est pas esclave des hommes ; au contraire, elle est presque inséparable de la fierté ; les amants sont reçus avec plus de froideur ou d'indifférence, leur concours est même quelquefois favorable au mari. parce qu'ils se détruisent l'un l'autre ; le respect que la beauté leur inspire les rend plus retenus et un regard gracieux est souvent le seul bien où ils aspirent. Enfin, si une beauté se rend quelquefois, ce ne peut être qu'à force de soins, de persévérance et à des présents, et qu'un mari clairvoyant a toujours le temps d'apercevoir, d'empêcher pourvu qu'il ne se rende pas importun par la jalousie, ni odieux par la contrainte. Un jaloux croit tout, soupçonne tout ; si le hasard fait rencontrer à sa femme un homme de sa connaissance, il tient ces rencontres pour concertées ; il n'examine ni n'approfondit rien, il condamne sur les moindres apparences ; toujours inquiet, triste et grondeur, c'est un personnage très propre à inspirer de l'aversion à une femme et à lui faire rechercher, par désespoir et dépit, ce dont on la croit injustement coupable.

« Je ne demande pas mieux que d'être l'amant d'une femme dont le mari est jaloux, car, dit Ovide, si tu cesses de garder ta femme, elle cessera d'être tout à moi. Plus le jaloux nous tourmente, plus je goûterai de plaisir. L'amour libre et dégagé de toute contrainte ne s'entretient que par des caprices de l'objet aimé ; les brouilleries, les migraines en font l'assaisonnement et j'aime bien mieux avoir à surmonter les tracasseries d'un mari que les rêves de Cécile ou les vapeurs de Rosalie ; ne voyez-vous pas qu'un des grands attraits de la volupté, c'est d'en parler avec retenue, tant la contrainte est nécessaire au plaisir, et cette volupté elle-même, unique présent qui nous vienne réellement du ciel, cherche souvent à s'irriter par la douleur. »

Il est encore de bonne politique d'un mari de flatter quelquefois sa femme sur sa beauté et de lui témoigner de vrais sentiments d'amour, non pas avec l'air d'un amour aveuglé, mais en homme qui connaît le prix du bien qu'il possède. Les cadeaux et les caresses qu'elle en reçoit lui sont plus précieux et lui inspirent infailliblement de l'estime, de l'amitié et de la reconnaissance.

Aux louanges que vous donnerez à ses charmes, ajoutez le cas que vous faites de sa vertu que vous élèverez toujours au-dessus de sa beauté, que vous direz généralement reconnue et estimée. Ces premières fleurs que vous répandrez à propos sur elle vous rendront agréable à ses yeux et la bonne opinion que vous aurez et que tout le monde aura de sa vertu, l'engagera à ne la point démentir ; étant le caractère des femmes, encore plus que des hommes, d'accorder à la vanité ce que la vertu n'a pu obtenir.

Après que vous aurez prévenu l'esprit de votre beauté par de sages ménagements et des douceurs viriles, rendez-lui son intérieur agréable, qu'elle n'y manque de rien et accordez à sa personne tous les amusements que votre condition lui permet de prétendre. Procurez-lui des amies vertueuses ; tant que votre femme aura de pareils témoins de ses actions, vous ne devez pas craindre qu'elle s'égare, oserait-elle s'engager dans une intrigue amoureuse, à la vue des personnes que l'injure atteindrait ?

La femme coquette. — Les coquettes ne sont pas si faciles ni si fragiles que l'on pense ; peu capables de partager les maux des amants, elles ne se mettent guère en peine de les soulager. La liberté qu'elles se donnent en parlant fait souvent leur plus grand crime, leur feu s'exhale en paroles, leur cœur se dissipe par l'enjouement et, sans cesse distraites par différents objets, elles s'attachent rarement et toujours faiblement. Ennemies des soupirs et des plaintes, elles ne veulent pas leur prêter l'oreille, ce qui fait que les amants, contraints d'égayer leur passion, en deviennent moins touchants et par conséquent moins dangereux. Les mélancoliques ne sont pas à craindre pour les coquettes, elles ne les écoutent le plus souvent que pour rire des récits langoureux et de leurs prières ; il est pourtant bon que le mari en empêche l'assiduité auprès de sa femme de peur que le temps ne leur découvre l'endroit sensible, que l'amour ne leur fasse faire le personnage qui plaît à la coquette, si les présents n'achèvent d'ébranler leur fidélité.

Défiez-vous surtout d'un petit maître qui sait joindre à ses avis fanfarons, des railleries et des médisances contre toutes sortes de gens, et surtout contre les dames qui déplaisent à celles qu'ils veulent séduire. Toutes les femmes entendent avec plaisir médire des autres femmes. Mais les coquettes sont plus avides de ces sortes de médisances que de leurs propres louanges. Ecartez donc les petits maîtres de votre femme, sa légèreté vous en rendra les moyens très faciles ; comme l'amour ne jette jamais de profondes racines dans son cœur, elle ne met guère d'obstacle au soin qu'on prend d'éloigner ses amants, et pourvu que dans les premiers jours de leur absence, vous en sachiez imiter le personnage, en débitant quelques fleurettes et en vous acquittant de votre devoir de mari prudent et fidèle, vous lui en ferez perdre le souvenir, car il peut y avoir d'heureux moments pour le mari. Vénus s'oublia elle-même dans les bras de Vulcain et le rendit heureux.

« Vénus ayant cessé de parler, et Vulcain hésitant à lui accorder sa demande, la déesse le serre mollement entre ses bras plus blancs que la neige : et lui, tout aussitôt sent éclore la flamme qu'elle avait coutume de faire naître, cette chaleur qu'elle sait si bien exciter la pénètre jusqu'à la moelle de ses os, et parcourt ses membres, tels que l'éclair qui d'un trait vif et brûlant parcourt et fend les nues. Il lui donna les embrassements désirés et, étendu sur le sein de son épouse, il se livra aux charmes d'un sommeil tranquille. »

Mais s'il est vrai qu'on sépare sans peine une coquette de son amant, il est aussi vrai que son amant renouera sans peine ses intelligences avec elle. C'est à vous de vous défier et de ne pas lui laisser la liberté d'avoir des explications avec lui, car toutes les précautions que vous aurez prises se retourneront contre vous.

La coquette n'est pas fort difficile à surprendre, mais elle se dissimule fort aisément dans une surprise, ni la pâleur, ni la rougeur ne déposent jamais contre elle ; toujours féconde en bonnes raisons pour s'excuser et en adresse pour se tirer d'embarras. Lorsque vous entrerez dans la chambre de votre coquette, lorsqu'elle est en faute, elle viendra au-devant de vous et vous arrêtera par des caresses extraordinaires, elle veut, sans doute, donner le temps à son amant de se cacher ou le favoriser dans sa fuite. C'est alors que les tendresses artificieuses dont elle se sert pour vous fasciner, devront vous rendre, au contraire, clairvoyant. Ne faites pourtant point connaître votre doute et pour mieux découvrir la vérité, ne paraissez point la rechercher.

Quelques jours après, vous viendrez dire d'un air offensé, à votre femme, qu'un tel, c'est-à-dire son amant favorisé, a dit en bonne compagnie que vous l'aviez surpris chez elle. Vous tiendrez cette nouvelle d'un de vos amis qui était présent au récit de l'aventure. Laissez ensuite paraître votre déplaisir et une certaine colère ; Madame, convaincue de la vérité du fait, se troublera à ce discours et justement irritée contre son amant, tâchez de le faire passer pour le plus grand menteur des hommes ; elle accusera sa simplicité qui le lui faisait regarder comme un ami vertueux et sincère et l'exilera à jamais de son cœur, parce qu'elle croira n'avoir jamais aucun lieu de douter de sa perfidie et de son indiscrétion.

La femme curieuse. — Comme la curiosité est un des principaux défauts de la femme, on peut en profiter pour se l'attacher davantage. Alors il faut piquer sa curiosité pour la flatter. On arrivera à ce résultat par des paroles et des actes, on semblera lui cacher quelque chose. Pourvu qu'on joue bien son rôle, on est certain de bien captiver sa curiosité sans qu'elle s'en rende compte, à un tel point qu'elle emploiera toutes les ressources de son imagination pour arriver à arracher les secrets qu'elle suppose. C'est ainsi que l'homme en ne cédant pas, détournera vers lui toutes les combinaisons, surtout s'il a soin d'attacher un grand prix au mystère en question. Tant que l'attention de la femme est sur son mari, elle n'est pas ailleurs.

La femme jalouse. — La jalousie est dans la main à qui sait s'en servir, un des moyens les plus sûrs d'entretenir l'amour et par conséquent de s'assurer de la fidélité de sa femme. Composée de vanité et d'envie, contre toutes celles qu'elle redoute de voir devenir en possession d'un corps sur lequel elle croit seule avoir des droits, la jalousie, dans laquelle entre le souvenir des nuits passées ensemble, des galanteries et même des défauts qui plaisent, des moindres aventures dans la richesse et la misère, tour à tour traversées ensemble, des baisers, des étreintes, des querelles, la jalousie se révolte à la pensée qu'une autre chair touchera cette chair qui lui semble échue par droit de conquête, provoque tour à tour les pleurs et les reproches, la soumission et la tyrannie, le désespoir et la rage. L'homme se préoccupe généralement beaucoup moins de la vie antérieure de la femme, qui au contraire, le méprise bientôt, si rien ne lui laisse entrevoir dans l'existence passée de son mari, de nombreuses aventures galantes. Pour elles monstre est synonyme d'adorable. Il est donc utile à l'homme de faire croire que sa vie a été traversée par une grande passion, et surtout qu'il a été adoré. La découverte d'une série de lettres d'amour adressées à l'homme par une autre femme, surtout lorsque ces lettres sont pleines d'un amour aveugle et soumis, et que la femme auteur de ces épitres enflammées est d'une position élevée, excite au plus degré la jalousie rétrospective de la femme actuelle tout en flattant sa vanité. C'est pourquoi si cette correspondance n'existe pas, il faut l'inventer et s'arranger de manière à ce que la femme la trouve dans le fond de quelque tiroir. C'est alors que le soir on verra sa compagne excitée plus que de coutume et chercher à faire mieux que celle qui l'a devancée dans le cœur de son mari.

Si la jalousie du passé peut être facilement interprétée, il en est autrement de celle du présent, il ne faut pas alors dépasser les limites. Etre aimable avec toute femme est utile souvent pour faire germer dans le cœur de sa compagne la haine des autres personnes de son sexe. Quand cette jalousie adroitement menée fera explosion, il faut savoir calmer la femme en la caressant, en la traitant d'enfant, redoubler d'embrassements en se moquant de celle dont elle est jalouse. On peut éveiller les soupçons, mais jamais donner lieu à la certitude d'infidélité Ne jamais oublier que l'homme qui, pour prouver son amour à sa femme et lui donner un exemple de sincérité, évite de parler à telle ou telle, dont elle est jalouse, cet homme commet une faute dont sa femme le fera repentir ; car lorsqu'une femme le verra dénué de tous les moyens de lui inspirer cette jalousie à elle, son oreille sera plus attentive aux paroles des autres hommes ; à force de le voir désarmé elle le trouvera sot.

Les mignardières. — La mignardière est souvent l'expression même de la luxure. Il n'y a point de jolie femme qui n'ait un peu trop envie de plaire ; de là naissent ces petites mignarderies plus ou moins adroites par lesquelles elle vous disent : *Regardez-moi* !

La femme qui mignarde court à sa perte, elle est déjà perdue. Dans la critique de l'*Ecole des Femmes*, Molière trace le portrait d'une mignardière :

« Il semble, dit-il, que tout son corps soit démonté et que les mouvements de ses hanches, de ses épaules, et de sa tête n'aillent que par ressorts. Elle affecte toujours un ton de voix languissant et niais, fait la moue pour montrer une petite bouche et roule des yeux pour les faire paraître grands ».

Les mignardières sont des femmes qui, incertaines de plaire par leur beauté naturelle, cherchent à s'en créer une autre par des grimaces. Ainsi, l'on en voit qui, se figurant que de grands yeux sont dignes d'admiration, les ouvrent d'une façon à effrayer plutôt qu'à plaire ; d'autres resserrent leur bouche et la diminuent tellement que l'on est tenté de se demander comment elles peuvent y introduire des aliments ; d'autres enfin font de telles grimaces qu'on les croirait atteintes de quelque tic nerveux. A force de vouloir être belles et de vouloir plaire par des moyens factices, elles finissent toutes par devenir très laides et par repousser au lieu d'attirer.

Les mignardières sont d'une crédulité excessive au sujet des avantages que les hommes leur attribuent. Aussi qu'un plat galant qui, de parti pris, trouve toutes les femmes adorables, les jeunes et les vieilles, les belles et les laides, veuille bien ne pas les exclure de la généralité, elles croient qu'il ment à toutes les autres et qu'il ne dit la vérité qu'à elles seules. En toutes circonstances, les plus sots adulateurs les trouvent disposées à avaler l'appât et l'hameçon. Si, au lieu d'être femmes, elles avaient été poisson, elles auraient fatigué les pêcheurs à force de se laisser prendre ;

il n'en serait resté aucune pour la reproduction de l'espèce.

En vieillissant, et elles vieillissent vite, les mignardières deviennent ridicules et tout à fait insupportables.

Nous ne connaissons guère de moyens de les sauver des sots qui cherchent à leur plaire. Quelques auteurs en ont indiqué ; mais aucun de ces moyens ne nous paraît certain. Le moyen pantagruélique indiqué par Balzac, dans la XXIe méditation de la *Physiologie du Mariage*, nous semblerait efficace, si un mari, en sauvant sa femme d'un sot galant, la sauvait de tous à la fois ; mais pour un qu'il aurait ridiculisé, il en renaîtrait bien vite cent autres et ne serait-il pas à craindre, d'ailleurs, qu'il n'eût fait qu'aiguiser l'appétit de sa femme ?

Aux maris affligés de telles femmes, nous conseillons pour tout moyen, de renchérir sur tous leurs adulateurs et de pousser leurs louanges jusqu'à l'extrême ; ils devront non seulement trouver leurs femmes très belles, mais encore plus belles que toutes les autres. Quand elles ne voudraient plus de compliments, il faudra leur en faire encore, toujours, jusqu'à ce qu'elles reconnaissent elles-mêmes qu'ils sont outrés ou ridicules. Alors le mari, pour s'excuser, pourra dire à sa mignardière, plus que satisfaite, que dans la bouche d'un autre, ces compliments seraient peut-être des mensonges ; mais que venant de lui, qui connaît toutes ses qualités et a pu les apprécier, ils sont bel et bien la plus vraie de toutes les vérités.

Après cela, si le mari échoue, c'est qu'il était écrit, là-haut, qu'il devait échouer.

Un homme affligé d'une femme mignardière et connaissant tout ce dont ces sortes de femmes sont capables, s'avisa, dit-on, d'un moyen qui lui réussit à merveille. Sa femme était très jolie, et quoiqu'elle fit par ses grimaces pour se laidir, elle ne put y parvenir. de plus, elle était très bien faite de corps et avait une chair adorable. Le cas était grave, très grave, car, dit-on encore, malheur au mari dont la femme a quelque chose de mieux à montrer que sa figure ; le Diable lui-même n'empêcherait pas qu'elle le montrât, et les maris sont quelquefois de bons diables, souvent de pauvres diables ; mais ils ont rarement la meilleure partie de la malice du diable. On doit donc admettre que celui dont il est ici question, fait exception à la règle, et cela étonnera peu, du reste, quand on saura qu'ayant fait ses études dans un séminaire, il finit par se livrer à l'art de guérir et qu'au lieu de se faire tonsurer il se fit recevoir médecin. Un médecin enté sur un séminariste est capable de tout ! Ce mari médecin s'était voué à la guérison des maladies de peau, réputées incurables. Il avait inventé des pommades qui *attiraient toutes les mauvaises humeurs au dehors* et un sirop qui se chargeait de refaire le sang pur et tout neuf. Partout où l'on frictionnait avec cette pommade, l'épiderme s'enlevait, et il se formait ensuite une plaie non douloureuse de laquelle il découlait sans cesse une sorte d'eau saumâtre.

L'ancien séminariste comprenant tout le parti qu'il pouvait tirer de sa pommade fit croire à sa femme qu'elle avait le sang vicié, et, après lui avoir promis qu'en moins de six mois elle serait radicalement guérie, il lui en appliqua pendant plusieurs années sur certaines parties du corps, si bien qu'à la fin d'admirable qu'elle était, sa chair devint horrible à voir. Quand sa femme s'en plaignait, il lui répondait que sans sa pommade, ce qu'elle avait aux jambes lui serait venu à la figure ; que celle-ci ne pouvait se cacher, tandis que l'on n'était pas forcé de montrer les autres, que lui seul pourrait s'en plaindre ; mais que, loin de là, il s'en flatterait au contraire.

« Il y a des tempéraments qui résistent plus mal aux impulsions sexuelles ; mais si naturelles qu'elles soient, les défaillances doivent être considérés comme des accident défavorables, tant au point de vue de l'individu qu'au point de vue de l'espèce ; on ne doit pas les laisser s'installer à l'état d'habitude ni échapper à la responsabilité. Ce serait à tort que l'on pourrait croire que la moralité sexuelle est indépendante de la moralité générale. On ne conteste pas que la chasteté de la femme soit la condition de la civilisation, mais il n'en est pas autrement de celle de l'homme si on considère que son défaut entraîne l'adultère, la production des enfants illégitimes, la dégradation de leurs mères, la propagation des maladies infectieuses. D'ailleurs, il y a une connexion remarquable entre les conséquences physiques et morales des excès sexuels et la nécessité de la dissimulation et du mensonge, le défaut de compassion et de sentiments altruistes qui dominent l'étiologie de la criminalité » (C. Féré : *L'instinct sexuel*, Paris 1911).

« Par lui-même, l'appétit sexuel est indifférent au point de vue moral. Une grave confusion des notions, confusion basée sur des malentendus religieux, a amené à identifier plus ou moins le terme de moralité avec celui de la conduite morale (c'est-à-dire sans reproche d'après l'opinion de tel ou tel dogme religieux) dans le domaine sexuel. En un mot on confond plus ou moins l'éthique avec la sexualité. Il va sans dire qu'à ce singulier point de vue, un anesthésié sexuel se trouvera, du fait de son anesthésie, avoir une conduite extrêmement morale, tout en étant peut-être à d'autres égards, un grand coquin. Or, sa froideur et son indifférence sexuelles n'ont, en réalité, pas la moindre valeur morale. De la part d'un inverti, ce n'est certes pas une vertu de ne pas séduire les filles, etc. Il est immoral, au point de vue protestant libéral, d'accabler sa femme de grossesses successives sans lui laisser de repos, tandis qu'au point de vue catholique, il est immoral d'empêcher lesdites grossesses par des moyens préventifs. Néanmoins l'appétit sexuel produit de puissants conflits avec la morale humaine, par la simple raison qu'il exige des êtres humains comme objets de jouissance...

« On voit parfois d'autres prêcheurs de morale, et même des prêtres, blâmer un jeune homme qui veut épouser sa maîtresse, et l'engager à la congédier avec son enfant, en lui donnant une somme d'argent. Nous ne voulons pas nous répéter. L'inconséquence des hommes dans la façon où ils introduisent leurs notions prétendues morales dans les rapports sexuels est simplement incroyable, si banale qu'elle soit. Dans leur tête danse une vraie sarabande d'hypocrisie, de mysticisme, de préjugés à la mode, d'intérêts pécuniaires, d'adoration de vieilles coutumes traditionnelles dites de bonnes mœurs, et de Dieu sait quoi encore, sarabande qui brouille absolument toutes les notions d'une saine morale sexuelle..... A quoi devons-nous tendre dans le domaine sexuel en nous plaçant, sans aucun préjugé au point de vue d'une proie morale humaine ? Telle est la seule question qu'un homme honnête et vraiment moral ait à se poser, s'il est indépendant de tout préjugé religieux ou autre. Son premier principe sera le vieil adage médical : *Avant tout, ne pas nuire*, et son second : *Etre aussi utile que possible au point de vue individuel et social.* Le commandement de la morale sexuelle sera donc : Par ton appétit, par tes actes sexuels, tu ne nuiras volontairement à aucun individu, ni avant tout à l'humanité, et tu t'efforceras au contraire, de favoriser le bonheur de ton prochain et le bien social. (A. Forel : *La question sexuelle*)

« Comme nous l'avons dit plus haut, tout ce qui favorise la sensation voluptueuse est moral dans le mariage, parce que la sensualité partagée reste le lien le plus sûr. Ceci nous amène à parler de la polyandrie chez la femme, autrement dit, sa fidélité. Beaucoup de maris ou d'amants placent leur honneur en cette fidélité. En vérité, elle ne prouve généralement rien. De nombreux facteurs poussent la femme à la tromperie, dont le moindre n'est pas un certain sadisme mental. Elle éprouve une joie enfantine à se dérober momentanément à l'emprise de celui qu'elle considère comme un maître. C'est la révolte d'un trop long asservissement, sa vengeance. Un autre facteur est la curiosité ; il est puéril, mais d'autant plus puissant. Curiosité où, en vérité, se cache peu d'espoir de volupté. C'est vulgairement : pour voir, pour se rendre compte si ça change. L'excitation génitale n'entre d'ordinaire pour aucune part en ces infidélités, sauf chez les grandes nerveuses. C'est alors un cas totalement pathologique et le médecin seul peut y porter remède. L'adultère le plus dangereux est celui dans lequel le cœur est le stimulant. En l'occurence, il existe une méprise totale entre le mari et la femme, l'affection s'est relâchée, le plus souvent d'une façon définitive. La femme va chercher ailleurs la tendresse qu'elle ne rencontre pas au logis. La solution la plus simple est assurément la réparation... L'amour au bout du compte n'est que l'attirance sexuelle, c'est l'appel d'un ovule à un spermatozoïde ou inversement. Il existe des affinités que notre instinct saisit et que notre raison ne comprend pas. Ce fut et ce sera toujours l'unique secret du penchant de deux individus l'un vers l'autre. « (Dr J. R. Bourdon : *Les rapports sexuels*, Paris, 1927).

XV

Des moyens de se faire aimer d'une femme véritablement innocente

Que dans l'amour le sexe a sur nous d'avantage !
Dès qu'il ouvre les yeux, il les ouvre à l'amour ;
Ce n'est que pour aimer, qu'il semble voir le jour ;
Aussi ce sexe aime avant l'âge.

Une vive rougeur s'est soudain répandue sur le charmant visage d'une vierge timide ; son cœur a tressailli d'une douce émotion ; ses yeux se sont baissés vers la terre, comme dirigés par un sentiment de honte ; un léger frémissement vient d'agiter ses membres ; c'est qu'alors son esprit cherche à s'expliquer ce qu'éprouve son âme de quinze ans ; elle veut analyser un sentiment nouveau pour elle. L'innocence prête l'oreille à une voix intérieure qui la jette dans le trouble, mais à des charmes auxquels elle ne peut longtemps résister.

Devenue plus confiante, elle s'apercevra bientôt que la présence d'un jeune homme fait redoubler dans son cœur l'embarras qu'elle éprouve, ces désirs confus et rêveurs qu'elle cherche à deviner.

Sa timidité se rassure encore ; son œil se repose délicieusement sur ses formes et sur celles du jeune homme qu'elle aime déjà ; mais alors sa défiance commence à naître, et c'est le premier symptôme de l'amour chez une jeune fille. Il faut prévenir les insinuations qu'on pourrait jeter dans cette âme novice, et lui dévoiler votre amour, avant qu'on ne le livre aux préjugés nombreux que le sexe adopte volontiers, aux préventions fâcheuses que toute femme doit avoir contre les hommes, sentiment hostile que ne légitime que trop la perfidie de quelques-uns d'entre eux. Ne laissez pas à un cœur neuf, la force de croire que toute femme qui aime est une victime vouée d'avance à un abandon prochain ; sans nier la perfidie de quelques-uns, prouvez-lui qu'il est des exceptions possibles, et elle croira facilement à l'existence d'une certaine classe d'hommes délicats, parmi lesquels elle vous rangera sans doute, car elle ne veut que s'aveugler sur sa chute, et croire à un amour sans bornes. Un jour, cependant, elle dira à son amant infidèle :

> Vous vous trompez fort lourdement,
> Quand vous croyez comme évangile,
> Qu'à vous seul trop injustement
> Il est permis d'être fragile ;
> La dame aura raison de vous répondre ainsi :
> « Et moi je suis fragile aussi ».

En attendant qu'une femme innocente prenne un peu de malice, il faut agir auprès d'elle avec une prudence extrême et mille précautions minutieuses. Craignez d'effrayer la timidité de celle qui frémit, alors même qu'elle ne connaît pas le danger ; les émotions naissent en elle si facilement et en si grand nombre, qu'il serait imprudent d'en exciter de trop vives et de trop fréquentes. Laissez se développer peu à peu le germe du désir ; n'anticipez pas sur le temps où il doit éclore ; que la nature soit avec vous le percepteur de celle que vous aimez ; laissez son cœur deviner le besoin qu'elle éprouve ; ne cherchez pas à précipiter une victoire qui vous est presque promise ; la femme qui reçoit ainsi les premières impressions de l'amour réclame les soins les plus délicats ; c'est la fleur à laquelle le jardinier ravirait son éclat et son odeur s'il voulait trop tôt la faire éclore.

C'est l'âge qui touche à l'enfant,
C'est Justine, c'est la candeur,
Déjà l'amour parle à son cœur ;
Elle écoute avec complaisance
Un langage souvent trompeur.

Il faut de la prudence encore, dans le discours qu'on tient à une innocente et une grande réserve dans les actions et les démarches qu'on fait pour attirer son attention et son amour : évitez surtout de la compromettre, si vous lui paraissez inconséquent elle vous fuira. Quand vous avez le bonheur de plaire à celle dont vous voulez triompher, recherchez les lieux où vous pourrez la voir ; si vous êtes discret, elle vous donnera sa confiance ; profitez sans retard, pour l'assurer de votre constance ; dites-lui avec chaleur qu'un homme est assez heureux lorsqu'il a trouvé un cœur aimant ;

que c'est là pour vous le suprême bien, et vous ne consentirez jamais à le perdre qu'avec la vie ; qu'un infidèle se trompe lui même et court après un vain fantôme; dites-lui quel bonheur on éprouve à vivre avec une amie pour laquelle on n'a pas de secrets, qui partage avec amour nos pensées et nos plaisirs.

Mais il est encore une autre crainte à dissiper dans le cœur d'une jeune fille, c'est celle du déshonneur. La femme tient à l'estime de celui qu'elle aime ; elle craint de le perdre en lui donnant son cœur, en lui faisant un aveu sincère ; il faut la rassurer sur ce point, en lui disant combien il est difficile de commander à ses sentiments ; qu'en cédant à leur impulsion, on est plus à plaindre qu'à blâmer, etc.

La jeune fille se fera répéter souvent ces mêmes choses et se familiarisera ainsi, peu à peu, avec la pensée bien douce d'aimer et d'être aimée ; puis elle se donnera avec bonheur, sans réserve ; elle aimera de toutes les forces de son âme. Qui pourrait exprimer les aimables transports de l'amant fortuné, qui voit finir en un jour toutes ses peines, par un seul mot de la bouche de son amie : je t'aime ! mot vraiment magique, mot charmant, mot quelqnefois trompeur, qui fait savourer ces esprits dans un délicieux lointain, mille jouissances divines !

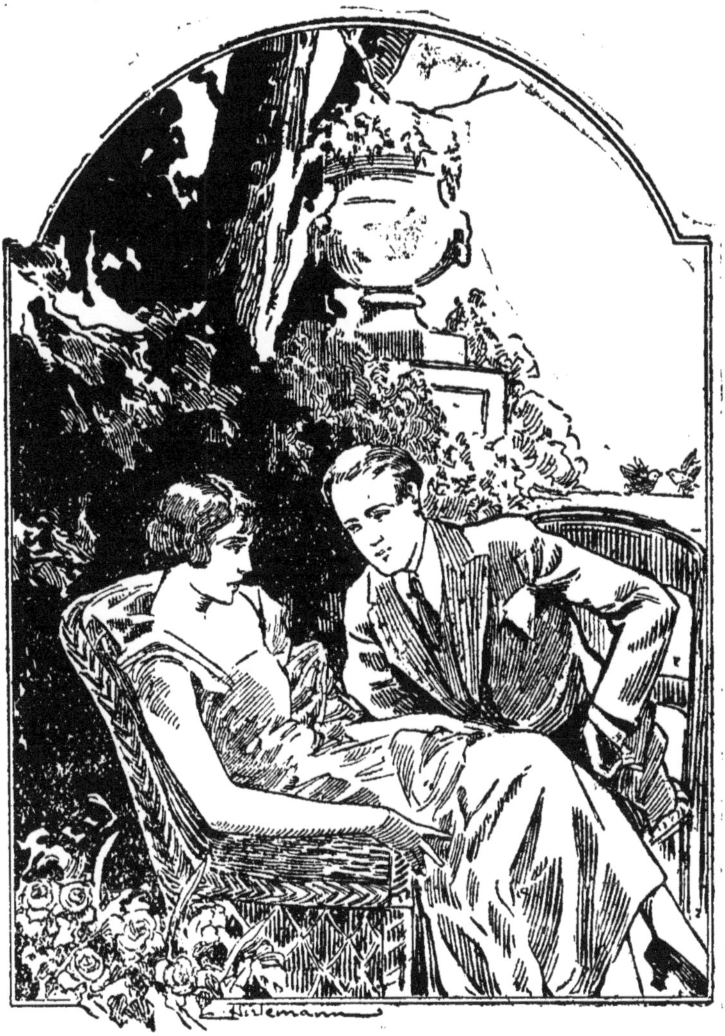

Il faut de la prudence encore dans le discours ; c'est le premier symptôme de l'amour... (page 163)

XVI

Théorie de séduction vis-à-vis d'une femme indifférente

L'âme qui ne reçoit aucune impression, est dans un état constant d'inertie : si elle n'a pas la force de désirer ou d'aimer, elle n'a pas non plus celle de haïr ou de ne pas désirer ; elle est incapable d'efforts, incapable d'aucune volonté qui puisse agir sur elle, ou la diriger, ou lui commander la résistance. Ainsi, la personne indifférente n'est ni plus ni moins qu'une machine organisée, qui n'a pas en elle la faculté du mouvement. Beaucoup de femmes innocentes vivent dans cette monotone indifférence ; ce sont des statues auxquelles il faut communiquer l'étincelle de la vie ; mais loin de vous l'idée de vouloir les arracher à cette torpeur, autrement que par l'amour. Il faut en quelque sorte les enchaîner, avant de les réveiller de l'engourdissement dans lequel elles sont plongées.

Si on ne montre point ouvertement à la femme indifférente l'intention qu'on a de la subjuguer, elle ne soupçonnera pas même qu'on veut faire naître en elle un penchant, elle se laissera vaincre sans y penser. Mais si on l'arrache imprudemment à sa quiétude naturelle, sans lui avoir d'abord inspiré de l'amour, on la verra devenir en peu de temps, rusée, adroite, courageuse, s'opposant à tout ce qui tiendrait à lui donner un nouvel état auquel elle n'est pas accoutumée, et qu'elle pourrait croire pire que celui qu'elle conserve habituellement.

Votre conversation, même dans l'intimité d'une femme indifférente, devra rouler sur les sujets les plus ordinaires, et ne jamais laisser soupçonner que vous avez l'intention de soumettre son cœur. La confiance naîtra de l'habitude qu'elle aura prise de vous voir ; elle vous recevra toujours, nous ne disons pas avec des transports de joie, mais avec cette affabilité qu'elle déploie rarement dans le monde. Elle daignera quelquefois vous accorder un regard ou un sourire insignifiant ; un baiser sur sa main ne l'impressionnera nullement , prenez avec elle, s'il est possible, cette liberté du vieux genre ; elle n'y prendra pas garde, et tiendra pour simple politesse, ou chose sans conséquence, toutes les galanteries que vous pourrez lui faire ; du reste, adoptez une indifférence au moins égale à la sienne ; agissez comme pour une impulsion machinale, comme si vous obéissiez à une voie intérieure qui dispose entièrement de votre volonté et vous guide dans le choix que vous faites.

L'indifférente regarde la familiarité qu'engendre l'amour, comme un échange mutuel d'égards et de procédés qu'on se doit dans le commerce de la vie, il n'est pas rare de voir une femme de ce caractère vous accuser, après sa défaite, d'un *abus de confiance* !

Les grands sentiments exprimés avec passion lui semblent si ridicules qu'ils ne produisent sur elle aucun effet ; les douleurs, les tourments d'amour concentrés la touchent aussi très peu, parce qu'elle ne peut compatir aux maux qu'elle ne connaît pas, et dont elle ne peut se faire aucune idée.

Champfort que nous citons à l'appui de nos paroles, a écrit ces lignes pleines de sens et de vérité.

« J'ai vu, dans le monde, quelques hommes et quelques femmes qui ne demandent pas l'échange du sentiment contre le sentiment, mais du procédé contre le procédé, et qui abandonneraient ce dernier marché, s'il pouvait conduire à l'autre. »

Il faut un certain fond de courage et de patience, pour oser faire la cour à une femme indifférente, parce que souvent il se passe un laps de temps très considérable, avant qu'on en soit venu à obtenir le plus léger encouragement, la plus légère faveur de la part d'une femme ainsi organisée.

Ne vous bercez pas d'espérances vaines, souvent, au moment où vous pourriez vous croire aimé, l'indifférente ne pense pas même à vous, et s'occupera de choses qui n'auront aucun rapport avec le délire dont vous êtes animé.

Quinault console en jolis vers, les amoureux qui éprouvent le chagrin d'aimer une indifférente :

« C'est un tourment d'aimer, sans être aimé de même ;
Mais pour un bel objet quand l'amour est extrême,
Quels que soient ses regards, ils sont toujours charmants,
Et si l'on se rapporte à tous les vrais amants,
C'est un plaisir si doux de voir ce que l'on aime,
Qu'il doit faire oublier les plus cruels tourments. »

On peut trouver des femmes indifférentes, mais elles sont en bien petit nombre ; il y en a beaucoup, par exemple qui veulent le paraître ; en les étudiant, on s'aperçoit bientôt qu'elles ne sont pas insensibles. La personne qui veut faire croire à son indifférence, n'offre à un amant que de l'amitié, sentiment, dit-elle, bien préférable à l'amour, et lien plus durable que lui. Si vous avez affaire à de pareilles femmes, soyez aussi froid qu'elles en apparence, et si elles ont de l'amour pour vous, elles seront les premières à se passionner.

Les femmes qui éveillent en nous des sentiments durables et profonds, ne sont pas indifférentes ; car l'indifférence ne peut troubler le repos de personne : toutes ont en elles un germe de tendresse, qui n'attend qu'un moment favorable pour se développer. Qui peut être, hormis l'impuissance, a mis à couvert des atteintes de l'amour ?

Quelquefois le cœur ignore la cause d'un sentiment qui l'agite, c'est le besoin d'aimer ; quelquefois ce besoin est si grand chez les femmes, qu'il s'attache à tout, même aux animaux.

Ne croyez donc pas à l'indifférence des femmes, ni à la sincérité des moyens qu'elles emploient pour vous le persuader

Quoi qu'on pense les indifférentes vraies ou

fausses, on réussit auprès d'elles par la persévérance et par des preuves de tendresse vive, qui finissent par allumer un feu secret dans le cœur.

Si vous voulez rendre sensible
L'objet dont vous êtes charmé,
J'en sais un prétexte infaillible ;
Aimez et vous serez aimé.

Et sachez bien de plus, que toute femme qui fait quelque chose pour plaire, veut être aimée.

XVII

Attitude à prendre vis-à-vis des femmes mélancoliques et sombres.

Il est des femmes charmantes qui donnent à leur beauté une demi-teinte de mélancolie, qui, pleines de fraîcheur et de santé, feignent des dispositions maladives pour éveiller l'intérêt et les douceurs des amants, pour varier leurs expressions, pour donner une apparence de noblesse à leur volupté sensuelle ; elles ont pris ce genre attrayant, dont elles se servent avec beaucoup d'adresse, dans la lecture du *Werther* de Gœthe, du *René* de Chateaubriand, du *Lara* de Byron, etc. On voit de ces femmes se livrer à une gaîté folle, à une mélancolie sombre, selon les circonstances.

Il ne faut pas se faire scrupule de s'essayer comme elles dans tous les rôles, de pousser même la vérité du jeu jusqu'à les faire dupes d'une comédie dans laquelle elles ont voulu jouer. N'espérez pas, du reste, rester longtemps en possession d'un cœur frivole qui s'ouvre à mille fantaisies. Ces femmes, qui peuplent nos salons, s'abandonnent à des engouements à des caprices, à des goûts passagers; elles peuvent quelquefois s'élever jusqu'aux passions; ce dont elles sont le moins susceptibles, c'est l'attachement. Elles sont faites pour commercer avec nos faiblesses, avec nos folies, mais non avec notre raison; il existe entre elles et les hommes des sympathies d'épidermes et très peu de sympathies d'esprit, d'âme et de caractère. C'est ce qui est prouvé par le peu de cas qu'elles font d'un homme de quarante ans; nous disons même celles qui sont à peu près de cet âge. Observez que quand elles lui accordent une préférence, c'est toujours pour satisfaire un caprice, une passion ou par un calcul d'intérêt ou de vanité; et alors l'exception prouve la règle, et même plus que la règle.

Défiez-vous des femmes qui jouent les passions si vous tenez à leur constance; vous éprouverez qu'une âme fière et honnête, qui a connu les passions folles, les fuit, les craint, dédaigne la galanterie, comme l'amie qui a senti l'amitié, dédaigne les liaisons communes et les intérêts.

Il est des femmes d'un caractère morose et chagrin, qui effacent toute leur beauté sous une sombre humeur, qui sont avides de tout ce qui peut fournir un aliment à leur tristesse, qui est toujours la même, sans augmenter ni diminuer; elles se plaignent beaucoup, se tourmentent à plaisir, mais ne vont jamais jusqu'au désespoir; elles sont curieuses de spectacles effrayants; pour plaire et captiver l'esprit de ces femmes, il faut leur faire des récits de suicides inspirés par des désespoirs d'amour, des relations de naufrages, de catastrophes, les accompagner, s'il est possible, aux théâtres du Grand Guignol, de l'Ambigu, les tenir au courant des procès criminels ; leur lire des romans feuilleton, dramatiques. Avec cet arsenal de romans et des nouvelles prises dans les journaux, on ne peut manquer de réussir auprès des femmes d'un caractère sombre, inquiet, curieux et qui sont disposées à aimer avec fureur.

XVIII

La femme qui porte culotte
ou
l'Amour dénaturé

La nature humaine se décompose en deux parties principales, l'homme et la femme. Les deux êtres sont par conséquent le complément l'un de l'autre. On peut même dire que la femme est le complément de l'homme. Les deux êtres forment un tout qui ne peut se désunir sans encourir son altération et sa perte, la perpétuité de ce tout exigeant le concours de ces deux éléments, et sa perfection, leur parfaite liaison. Or, pour qu'il y ait concours et liaison, il faut qu'il y ait affinité. Donc sous peine d'altération et de perte de la créature humaine, l'homme et la femme doivent être liés, et pour que la liaison soit pleine, il faut que leur affinité réciproque soit la plus grande possible, dès que cette affinité est entravée par des obstacles, la liaison en souffre et la créature se dénature. Il faut par conséquent faire en sorte que cette affinité existe, qu'elle atteigne un maximum, il faut conjurer toutes les entraves qui peuvent nuire à son être et à son développement et les déchirer, si l'on ne peut les conjurer par la force ou par la ruse.

Lorsqu'il y a affinité, il y a amour. Le caractère naturel de l'amour est, au perfectionnement près, le même que celui des animaux dont l'organisation se rapproche le plus de l'organisation humaine. Chez ces animaux, le mâle commande et protège la femelle, celle-ci obéit et se soumet au mâle. Le premier caresse sa faible compagne et la corrige; la seconde aime le premier pour sa force et sa sévérité ; mais le quitte bientôt si elle lui reconnaît un maître, pour se soumettre à celui-ci. Elle hait la faiblesse chez le mâle.

Certainement nous ne voulons pas dire que tel est uniquement la nature de l'amour humain mais nous prétendons que tous ces caractères de l'amour des animaux supérieurs se retrouvent dans l'amour humain.

Le caractère naturel de l'amour est régi par deux principes fondamentaux. La femme doit se fondre complètement dans l'homme. Plus l'homme est fort plus la femme l'aime.

Nous prouvons le premier de ces principes par ceci : supposez la femme la plus arrogante du monde, la femme la plus riche, insolente et dédaigneuse, qui triomphe chaque soir, dans un nouveau salon, de nouveaux prétendants éconduits avec mépris, supposez cette femme qui se croit supérieure aux hommes les plus supérieurs, parce qu'elle les voit tous à ses pieds, supposez-la tout à coup seule, abandonnée dans une île déserte : vienne maintenant un valet, un portefaix, transporté comme elle subitement, vienne un nègre, enfin l'homme le plus méprisable ou le plus hideux qu'il soit possible d'imaginer, un être qu'elle n'avait jamais jusque-là considéré comme un homme, tout en considérant comme fort peu de chose ceux qu'elle admettait être des hommes ; vienne un être comme celui-là, et immédiatement consciente du rôle que lui assigne la nature, consciente de sa faiblesse et de la force de l'homme elle se fera spontanément, naturellement sa créature, sa chose ; comme l'homme de son côté prendra spontanément, naturellement possession d'elle et la protégera.

Deuxième principe, plus l'homme est fort plus elle l'aime. A la vérité la femme prend souvent l'apparence de la force pour la force elle-même ;la preuve se voit tous les jours : cet homme est honnête, généreux et bon, aimant et doux, fidèle et sensible, il adore sa femme. Celle-ci le déteste, le ruine et le trompe avec un autre, dont elle raffole. Or cet amant est peu scrupuleux, prodigue de l'argent d'autrui, égoïste et brutal, volage et sceptique. Son mari la caresse, elle le sait ; l'amant la hait et la frappe, elle l'aime. Voilà qui est caractéristique, la femme préfère le méchant fort au bon faible. Il lui faut être conduite, si le bon ne la conduit pas, elle se livre au méchant. Elle est rebelle, celui qui ne la réprime pas la perd ; celui qui la comprime la garde.

Ici, c'est l'amour dénaturé, parce que tyrannie

et lâcheté y sont pris pour force et courage. Ce que nous appelons amour dénaturé, c'est lorsque la femme commande à l'homme. En ce cas la véritable force est méconnue par la femme. Les résultats de la dénaturalisalion de l'amour sont : une exaspération malsaine et perturbatrice des passions de l'homme et de la femme, le mépris de celle-ci pour celui-là, et enfin l'influence de l'esprit illogique et incohérent de la femme sur elle-même et sur l'homme, sur leur union, sur la société.

Les résultats de cet état de chose sont, d'une part, la faiblesse de l'homme, c'est-à-dire l'altération, en ce qui le concerne, de la nature de l'amour ; d'autre part, l'insurrection victorieuse de la femme, qui, dégagée de la raison masculine, laisse errer son imagination au gré de la vanité résultant de la conviction de sa supériorité, il entraîne dans le dédale diffus de ses instincts, l'amour déréglé de l'homme, en échange duquel elle ne lui peut rendre autre chose que la passion de ses sens irrités.

C'est employer une expression inexacte que d'appeler amour le sentiment que l'homme éprouve alors, l'amour nécessitant des conditions que ne peut plus remplir l'homme et qu'il ne trouve plus chez la femme. C'est un amour complètement dénaturé, la femme ne peut plus aimer ; seulement chez elle le mépris remplace l'amour qui subsiste de pair avec la douleur chez l'homme.

Tous les deux sentent bien qu'ils ne sont plus dans leur état normal, mais l'homme n'a ni la volonté, ni le pouvoir de recouvrer des droits dont il a fini par douter profondément et la femme ne ressent point le goût de s'humilier devant un être qui lui semble si inférieur à elle. En effet l'homme est alors tellement dégénéré, qu'il n'apparaît même plus son égal, mais en échange et quand la femme voudrait se soumettre à lui ; il ne pourrait accepter son empire.

C'est à l'homme de se corriger, de se régénérer, s'il veut corriger, régénérer la femme : c'est à lui de rentrer dans la pleine possession de ses droits, unie à la ferme volonté de les faire respecter.

De cette résolution dépend son salut et celui de la femme. Les conséquences en seraient trop longues à énumérer ; plus de désespoir, plus de crimes résultant de trahison dont l'homme doit s'accuser quoi qu'il en soit la victime ; plus de ruines, plus de déshonneurs préparés, conduits, perpétrés pour les passions de la femme, que l'abdication virile a mise en liberté.

C'est à l'homme de se régénérer, sans quoi il ne pourra se faire obéir et si jamais la fantaisie prenait à cet impuissant de vouloir commander avant de se guérir lui-même, tous les efforts de son esprit maladif n'aboutiraient qu'à une suite de cruautés et d'ignominies dont il sortirait plus misérable et plus méprisable encore aux yeux de sa compagne.

Pour reconquérir le respect perdu, deux moyens sont à l'homme, la violence et la ruse. Il peut être aimé après avoir réussi d'une façon ou de l'autre, mais dans la première, il sera craint en même temps.

La violence et la ruse, telles sont donc les deux politiques possibles pour neutraliser la dénaturalisation du caractère de l'amour et replacer la femme sous la domination masculine. Il est des femmes sur lesquelles la violence est d'un effet plus sûr ; d'autres, au contraire, avec qui il vaut mieux employer la ruse ; d'autres enfin qui nécessitent leur combinaison de différentes proportions.

Les premières se distinguent par un sentiment excessif de leur nature, plus solidement enracinées ou moins profondément altérées ; les secondes par une complète aberration de la conscience et la perte du sentiment de leur nature ; les troisièmes participant à la fois des premières et des secondes, sont encore susceptibles du sentiment d'un bouleversement général.

Les premières peuvent être corrigées radicalement et facilement, il faut toujours tromper le deuxième mais avec le troisième, il est indispensable de faire alterner ou d'employer simultanément la violence et la ruse, pour obtenir un résultat moyen, mais parfaitement acceptable cependant.

La violence est d'une exécution simple : elle consiste à trancher le nœud Gordien ; la ruse tend à le dénouer ; la ruse demande plus de travail et d'intelligence pour être appliquée, et est d'une pratique extrêmement compliquée. La violence à la vérité, c'est-à-dire la réforme ouverte des passions de la femme, exige une parcimonie de caractère, et son succès peut être à jamais compromis par la plus légère erreur.

Les mains pleines de concessions, d'éloges, souriante et aimable, séduisante et facile, la ruse au contraire se glisse sans bruit dans le camp ennemi, où elle est introduite par les passions de la femme, desquelles cette même ruse a su se faire des alliées. Ce sont elles qui la conduisent, à travers mille détours, jusqu'au cœur de la femme ; ce cœur surpris dans une insouciance complète est enchaîné, et quand il se sent prisonnier, il n'est plus temps pour lui de se défendre.

C'est sur la ruse et son application savante qu'il faut le plus concentrer l'attention, afin de s'emparer du cœur d'une femme et le conserver indéfiniment, nous dirons même qu'il faudrait subordonner la violence à la ruse au point de ne considérer celle-là que comme un des moyens de celle-ci.

La dénaturalisation de l'amour a pour causes l'exaltation de certaines facultés jusqu'à la démence, et effacent les autres. Vanité, imagination, curiosité, luxure, sont les passions que doit flatter l'homme pour se rendre maître de la femme. La raison doit faire place à la vanité ; le jugement à l'imagination, le désir de s'instruire à la curiosité, la faculté de procréation à la luxure. C'est-à-dire que la plupart des facultés naturelles de la femme sont dénaturées dans le sens d'une fausse exagération, ou anéanties pour faire place à leurs contraires.

La vanité est la passion de briller, c'est donc aussi l'amour de tout ce qui brille et l'ambition de le posséder pour augmenter son propre éclat, ce qu'il ne faut pas confondre cependant avec l'envie,

Toutes les fois qu'on attisera cette passion de briller, elle sourira à celui qui tiendra le soufflet, elle s'attachera à ses pas, s'il cherche à l'éblouir. Il vous faut donc rendre la femme vaine d'elle et vaine de vous; il faut user de la flatterie directe et de la flatterie indirecte.

Pour rendre la femme vaine d'elle, il faut lui attribuer des hommages exceptionnels.

Le comble de la flatterie directe active de la vanité féminine consiste à vanter la beauté de la femme et son charme irrésistible, à faire semblant de croire aux contes absurdes qu'elle imagine sur son état maladif ; admirer avec elle les poésies banales et écœurantes dont elle fait ses délices, s'abaisser jusqu'à causer chiffons pendant des journées entières ; être lâche au point de mépriser dans ces discours ceux qu'elle ne peut souffrir, quand on les estimerait fort ; obéir à ses moindres caprices et se ramollir le cerveau à chercher qu'elles nouvelles surprises lui seraient agréables ; sacrifier son repos à sa fantaisie, se ruiner à ses désirs, se déshonorer à son bon plaisir ; répondre à ses sottises par de spirituelles et aimables plaisanteries, se jeter à ses genoux et implorer un peu de commisération pour beaucoup d'amour ; il est rare alors que la volonté reconnaissante ne vous livre pas la femme, mais il peut arriver que cette vanité, trop satisfaisante, lassée, n'accorde que le mépris à la cause de cet excès de satisfaction. Il ne faut pas oublier que c'est le propre des êtres faibles d'aimer à briser ceux qui s'humilient devant eux. Donc si vous voulez éviter de faire une ingrate, il vous est nécessaire d'agir en sorte que la femme à laquelle vous décernez vos hommages, n'ignore pas que vous pourriez au besoin la châtier. Evoluez donc avec douceur, mais avec fermeté.

Il faut se faire craindre en même temps que flatter, la crainte peut engendrer le mépris elle ne peut inspirer que la haine ou l'amour. Or comment ne pas aimer un amant terrible qui met sa force au service de celle qu'il aime, en échange de cet amour ? La haine n'est point possible, mais encore vaudrait-elle mieux que le mépris.

Il faut aussi rendre la femme vaine de vous, il faut savoir se donner des qualités qu'on n'a pas. L'art de la flatterie indirecte, qui consiste à vous rendre un objet brillant, dont la possession devient le but de la possession de la femme ; ce moyen exige une grande habileté et une connaissance complète du sujet. C'est en sachant ce que la femme admire le plus dans un homme et en s'efforçant de remplir ces conditions qu'on arrive à la rendre vaine de soi. Si elle aime dans l'homme l'élégance, il ne faudra rien négliger pour lui plaire de ce côté-là. Considère-t-elle le talent ? On tâche d'en avoir, ou d'en prendre le reflet. Aime-t-elle la pose ? On sacrifiera sa modestie en se faisant beaucoup admirer.

Non seulement comblée de vanité, la femme est encore accablée d'une imagination, d'une folle du logis autrement ardente, inventive, échevelée et pernicieuse que celle de l'homme. Les promesses les plus insensées la trouveront crédule et avide, son imagination flatteuse, de sa propre vanité, aime à lui représenter sincère, passionné, sublime, le vulgaire séducteur qui dans une épitre grossière, lui crache au visage les éternelles admirations qu'on trouve dans tous les formulaires de lettres d'amour. Enivrées, pâmées, la femme dévore ces insanités. Ce stupide et étonnant moyen de dompter les femmes les plus rebelles, est d'une efficacité désespérante, surtout si le signataire a su prendre un titre ronflant ; les noms nobiliaires ne sauraient rencontrer de résistance. La fécondité de l'imagination féminine, doit être conduite par l'homme en sa propre faveur.

Cette imagination se prête à toutes les inventions merveilleuses : religion, superstition, roman et poésie.

Au point de vue des croyances religieuses, il est peu ingénieux de la battre en brèche, il vaut mieux, au contraire, démontrer un profond respect pour la religion qu'elle professe.

Dans la superstition, songe, somnambulisme, etc., etc., il faut, autant que possible, tourner ces absurdes croyances à son avantage, il sera toujours temps, plus tard, de les combattre.

L'imagination féminine, s'attache ardemment lorsqu'elle est enflammée par le roman, à réaliser le type de femme qui l'a le plus frappée, et à découvrir la réalisation du type de l'homme qui l'a le plus émue.

Ce serait commettre une faute que de refuser à flatter la manie de la femme romanesque, une fois avéré son penchant pour tel personnage, il est nécessaire d'en devenir la personnification à ses yeux, si on ne l'est déjà.

Les poètes ont sur les femmes une influence extraordinaire. Les femmes poétiques méprisent bientôt maris ou amants, si elles ne découvrent pas en eux la verve qu'elles s'étaient complu à leur supposer. Il serait absurde de ne point s'inquiéter de cet aspect de l'imagination, il faut donc commettre parfois ou acheter, à l'intention de l'objet aimé, de petites œuvres versifiées aussi bêtes que jolies.

La curiosité excessive de la femme est un fait acquis à l'observation. Cette curiosité, mise en comparaison avec celle de l'homme, est violente et excessive, il faut en chercher la cause dans une combustion plus ardente de son imagination mensongère, qui colore beaucoup plus vivement à ses yeux les jouissances de la curiosité, en lui faisant entrevoir, à travers son prisme éclatant et trompeur, des découvertes intéressantes et propres à satisfaire l'avidité de son esprit affamé d'aliments, et en lui suggérant d'ingénieux moyens de les accomplir.

Il faut piquer la curiosité de la femme pour la flatter ; or on pique sa curiosité toutes les fois que par parole ou par action on semble lui cacher quelque chose. Pourvu qu'on joue bien son rôle, on est certain de captiver la curiosité de la femme, sans qu'elle s'en rende compte et à un tel point qu'elle emploiera toutes les ressources de son imagination pour arriver à vous arracher le secret qu'elle vous suppose. Vous la verrez successivement, d'abord vous questionner d'un air indifférent, puis sur une réponse équivoque ou négative, habilement jetée, comme un combustible nouveau dans un bûcher enflammé à cette curiosité qui la dévore, refouler en elle, avec toutes les forces de sa volonté, la vanité froissée, pour affecter de sourire de sa simplicité vraiment bien grande, de s'occuper de ce qui la touche si peu, et enfin, sur vos approbations féroces, d'une aussi sage pensée, approbation meurtrière de son sang froid ; vous la verrez passer du sarcasme à la câlinerie, vous blesser et vous caresser tour à tour, sans cesser de vanter la confiance qui lui est due. Enigme vivante, vous détournez ainsi vers vous toutes ses pensées et toutes ses machiavéliques combinaisons ; surtout si vous avez soin de paraître attacher un grand prix au mystère en question, et si, par de perfides réticences, lui faisant entendre que l'intérêt et la gravité en sont considérables, vous travaillez froidement à exagérer le mal.

Si la curiosité de la femme menaçait de s'écarter de vous, il faudrait conjurer cette défection par une parole insignifiante, dans laquelle vous simuleriez un grand regret et un violent effroi, suivis de quelques silences implacables. Tant que l'attention de la femme est fixée sur vous elle n'est pas ailleurs.

La curiosité est éveillée sur vous par une parole, une action, un objet ; une parole que vous reprenez, une action que vous désavouez, un objet que vous cachez. Mais il arrive fréquemment que la curiosité féminine ne s'en tient pas à vos gestes, à vos actions et à vos paroles, elle va plus loin, son imagination s'envole et plane sur des horizons inconnus, elle se laisse aller, en un mot, à une curiosité malsaine. En voici un exemple raconté par un voyageur, il y a une cinquantaine d'années :

« Je traversais Aix l'an dernier, avec une jeune femme, à l'époque même où tous les journaux retentissaient des exploits qu'une bande de brigands commettaient dans la campagne de cette ville. Curieux cependant de connaître cette campagne, je louai un véhicule qui avait été autrefois un carrosse et je donnai l'ordre au cocher de nous diriger sur les Roches, situées environ à trois quarts d'heure des remparts.

« Nous ne tardâmes pas à être engagés dans une route magnifique, plantée d'une double rangée d'arbres touffus dont les cîmes penchées se confondaient, donnant au chemin l'aspect d'un immense bocage, la route était droite sur une longueur d'environ cinq cents mètres, au bout desquels elle faisait un coude ; nous n'étions plus qu'à quelques minutes de cette bifurcation quand le cocher m'avertit que trois individus de mine suspecte venaient d'en déboucher.

« Je mis le nez à la portière.

« Les récits malheureusement trop vrais qui m'avaient été répétés la veille ; assassinats commis en plein jour, à quelques kilomètres des dernières habitations suburbaines, viols de femmes, attaques de diligences... me revinrent à la mémoire et me causèrent une impression peu agréable. J'avais précisément oublié de prendre une arme.

Je vis, en effet, à quelques cents mètres, trois gaillards dont l'air rébarbatif n'avait rien de séduisant — pour moi, du moins — et je me fis ce raisonnement assez simple que ces messieurs ne fixaient pas notre voiture avec tant d'audace dans le but de l'admirer sans y toucher. Ces suppositions n'avaient rien de hasardées.

« Ce qui ne contribua pas à diminuer mes lugubres appréhensions, fut l'apparition, non moins inquiétante que successive, de trois autres personnages à guêtres de cuir, qui s'insinuèrent à côté des trois autres, debouts au travers de la route.

« Cette augmentation de mise en scène me décida à ordonner au cocher d'arrêter, celui-ci ayant déjà ralenti le pas. Aussitôt, nos promeneurs, ouvrant des jambes insensées, se précipitèrent sur nous.

« — Retournez vite ! dis-je au cocher.

« Il ne se le fit pas dire deux fois. Les drôles nous poursuivirent en vociférant des menaces de mort. Pris d'une sainte horreur, sans armes, accablé d'une femme, je hurlai à l'automédon :

« Brûle la terre ! Mais échappe-leur ! Tout ce que tu voudras une fois hors de danger ».

La voiture volait, plus de dix fois elle faillit se briser dans le fossé, plus de dix fois elle faillit se verser contre les arbres, mais nous arrivâmes sains et saufs en lieu de sûreté après avoir vu les bandits abandonner la partie cinq minutes avant.

— Nous l'avons échappé belle, dis-je à ma compagne, vois ce pauvre cocher, il est vert, je dois être moi aussi assez pâle. Je craignais tout pour toi.

Si ces brigands nous eussent atteints, ma pauvre chérie !

Mais elle :

— Oh oui ! mais je n'ai pas eu peur...

— Mais cependant...

— Tu crois qu'ils m'auraient tuée ?

— Non, mais ils eussent fait pis...

— Oh ! quelle horreur ! fit-elle hypocritement, je suis bien heureuse d'en être sortie !... Ils auraient... tu crois ?

La façon dont fut portée cette interrogation me fit tressaillir.

Puis pensive :

— Vraiment !... dit-elle !

La curiosité l'emporte quelquefois sur la vanité !

Un pouvoir qu'il faut savoir utiliser, c'est la jalousie.

Il faut être aimable avec toutes les femmes, cela est utile pour faire germer dans le cœur de sa compagne la haine des autres individus de son sexe qui deviendraient les plus terribles ennemis de son amour pour vous, si celles-ci recherchent leur société et qui, auxiliaires de votre puissance, ne peuvent que contribuer au développement de ce même amour.

Quand cette jalousie, adroitement menée, fera enfin explosion, c'est à vous de savoir la conduire. Les passions vaincues de la femme la jettent désarmée aux pieds de l'homme. C'est alors qu'il faut en profiter pour établir à jamais sa supériorité. Il faut savoir calmer la femme en l'embrassant, en la traitant d'enfant, et comme un enfant, redoubler ses caresses en plaisantant celle dont elle est jalouse.

Il est mauvais de rendre une femme toujours jalouse de la même femme, il faut donc varier de temps en temps le but de sa haine, sans cesser de la tenir toujours occupée. Plus la femme haïra celle dont on l'aura rendue jalouse, plus son amour grandira pour vous.

On peut éveiller le soupçon, mais il ne faut jamais donner lieu à la certitude d'infidélité, car si l'on ne peut nier qu'une femme ne souffre beaucoup de la certitude de l'infidélité de son amant ou de son mari, elle en souffre beaucoup moins que du soupçon, et s'il faut avouer qu'elle aime encore l'infidèle convaincu, elle adore l'infidèle supposé.

L'homme qui, pour prouver son amour à sa femme et lui donner un exemple qu'il désire voir imiter, évite de parler à telle ou telle dont elle est jalouse, cet homme commet une honnêteté mortelle, dont sa femme le fera repentir. La femme tranquillisée rengaine sa haine et la garde à l'état latent ; cette haine peut se tourner contre l'homme à la première occasion, et elle le cherchera peut-être.

La femme n'étant plus jalouse ne s'occupera dès lors que de la satisfaction de ses passions, et il faudra toutes les satisfaire, sous peine de mort d'amour. L'homme qui cède ainsi aux désirs de sa femme ne tarde pas à encourir la haine et le mépris de celles qu'il dédaigne pour plaire à sa compagne ; les femmes ne manquent pas de rechercher l'amitié de la sienne, qui acceptera ellemême la leur avec une joie évidente, prélude de la perte de son amour et des calamités qui peuvent en résulter.

Enfin, cet homme se prépare à son tour le supplice de la jalousie ; car lorsque sa femme le verra bien dénué de tous moyens de lui inspirer cette jalousie, à elle son oreille sera plus attentive aux compliments des autres hommes ; à force de le voir désarmé, elle le trouvera sot, eut-il toutes les qualités ; et, du reste, les douces années qu'il aura eu la niaiserie de lui abandonner au lieu de les garder, ne seront pas les dernières à l'engager dans la voie de l'adultère.

Il n'y a qu'un remède à tant de maux, c'est l'impitoyabilité devant ses prières ; plaisantez, plaisantez encore, plaisantez toujours et ne paraissez jamais jaloux.

XIX

Les alentours de l'amour

Le Baiser. — « Or, quant à l'attouchement, dit Brantôme, il faut avouer qu'il est très délectable, d'autant que la perfection de l'amour, c'est de jouir, et que jouir ne se peut faire sans l'attouchement ; car, ainsi que la faim et la soif ne se peut soulager et s'apaiser sinon par le mauger et le boire, aussi l'amour ne se passe, ni par l'ouïe, ni par la vue mais par le toucher et l'embrasser. »

Voltaire, en parlant du baiser, dit que c'est l'homme et certains animaux qui connaissent ce moyen de témoigner leurs sentiments les plus tendres, c'est, en effet, la plus grande marque de tendresse qu'un être sensible puisse donner à son semblable, et l'on sait que beaucoup d'oiseaux, la colombe surtout, nous offrent le modèle de l'amour le plus parfait.

Dans les faveurs que prodigue l'amour, il n'en est aucune qui égale celle du baiser. Nulle jouissance n'est plus douce, nul bonheur n'est meilleur parce qu'il est durable. Sa saveur est enivrante et enchanteresse, il émeut les sens par les plus suaves sensations. Il est à la fois l'aveu discret et le consentement tacite, il inonde le cœur de toute joie.

Le charme du premier baiser accordé est d'une naïveté sans pareille, sans doute parce qu'il ne dure qu'un instant et qu'il expire presque aussitôt sur les lèvres même où il est éclos. Mais il est enivrant et enchanteur par dessus tout, il allume le désir en le servant, il recèle toutes les promesses de l'amour, il est le sacrement de la volupté et il est aussi le consécrateur.

Le premier baiser est aux sens ce que le premier amour est au cœur :

Ce premier sentiment de l'âme
Laisse un long souvenir que rien ne peut user,
Et c'est dans la première flamme
Qu'est tout le nectar du baiser !

Sur la meilleure place du baiser, voici ce que dit la légende :

Sur le point le plus délicat
Qui puisse intéresser les belles,
L'amour fit naître un grand débat
Entre trois jeunes pastourelles.

De tous les baisers qu'un amant
Peut obtenir de sa maîtresse,
Elles voulaient absolument
Connaître le baiser charmant
Qui plaît le plus à la tendresse.

Chacun a son goût là-dessus ;
Zéphir baise le sein de Flore,
Titon les beaux yeux de l'aurore,
Et Mars les lèvres de Vénus.

Les trois bergères consentirent
A nommer trois jeunes bergers ;
Pour récompense, elles promirent
Comme de raison, trois baisers.

A l'instant, elles aperçurent
Hylas et Colin et Daphnis ;
A l'instant, les nouveaux Paris,
Près de nos belles, accoururent.

On les instruisit du procès,
Et l'on n'eut garde de leur taire
Le prix charmant de leurs arrêts
Plus d'un pour le même salaire,
Fut rendu parfois au Palais !

Moi, dit Daphnis, j'aime la rose,
Rien n'est si doux que cette fleur,
Mais encore, pour plus d'une cause,
Le baisers sur la bouche mi-close.
Semble le plus doux à mon cœur.

Moi, j'aime un beau sein qui palpite,
Reprit le jeune Hylas, soudain ;
J'aime par un tendre larcin,
A le faire battre plus vite ;
O volupté ! rien ne t'invite
Comme un baiser pris sur le sein !

Et moi, dit l'amant de Clycère,
L'amoureux et tendre Colin
C'est le baiser pris sur la main
Qu'à tout autre mon cœur préfère ;
Car c'est le seul qu'à ma bergère
Je ne demande plus en vain !

Eh ! bien, ne lui déplaise, monsieur Colin n'était qu'un nigaud, et nous pensons que Clycère ne nous démentirait pas.

Hylas n'était point un sot, certes, car comme il le dit fort judicieusement.

O volupté, rien ne t'invite
Comme un baiser pris sur le sein !

Mais la majorité des amoureux décerna la pomme à Daphnis qu'apprécie toute la jouissance voluptueuse à ce baiser brûlant des lèvres qui se joignent et qui plonge l'être tout entier dans un *doux bain de délices et d'aises* !

Amants, faites comme Daphnis, et l'objet de votre amour ne s'en plaindra jamais.

Le baiser brûlant est le terme puissant de la passion ; et il est le complément obligé d'un amour venu à terme et solidement établi. Au début, c'est le *baiser chaste*, un peu plus tard, c'est le *baiser hardi*, puis quand l'imagination a épuisé toutes les formules, le baiser brûlant.

Cette scène muette, voisine de l'enivrement, est d'une éloquence irrésistible, il faudrait être de glace pour ne pas s'oublier dans ce moment d'exaltation. Tous les amoureux indistinctement ne possèdent pas le sens du baiser brûlant. On naît avec cette prédisposition ; l'étude ne peut rien à cet égard. Souvent, les femmes essaient de faire passer sur leurs lèvres un feu qu'elles ne ressentent pas, mais les hommes expérimentés ne doivent pas s'y tromper, il faut que le cœur soit dévoré d'un feu réel pour que le baiser soit littéralement brûlant.

Le Désir. — Le désir est à l'amour ce qu'est l'appétit à la faim, une inclination secrète et véhémente de l'âme vers une femme aimée pour la satisfaction des sens.

On a considéré le désir comme un fait purement effectif, c'est-à-dire comme un acte ou manière

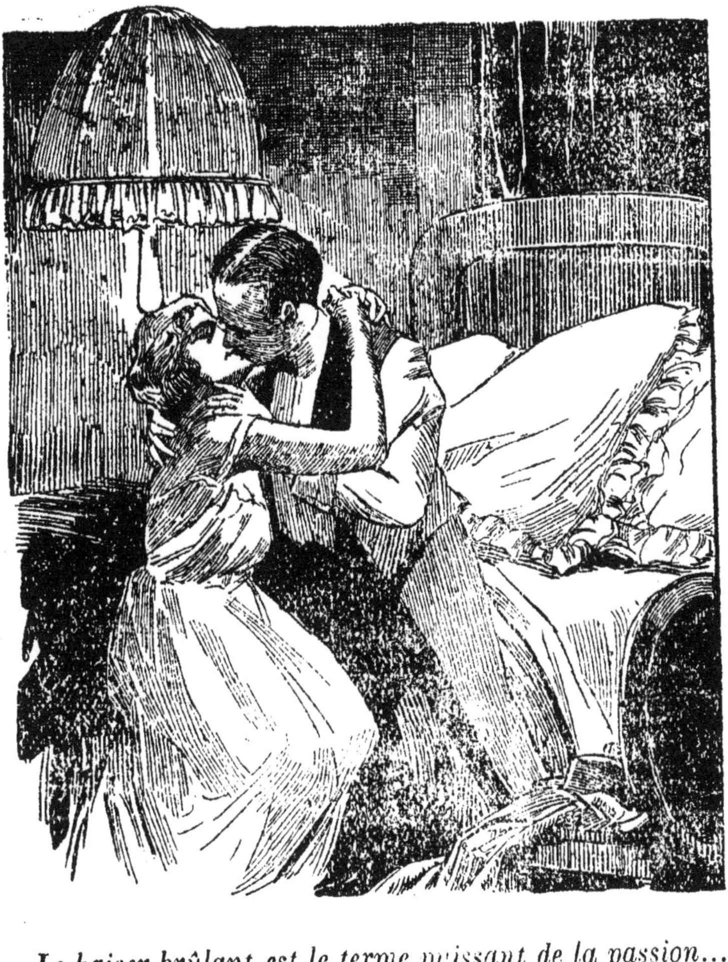

Le baiser brûlant est le terme puissant de la passion...
(page 198)

d'être de la sensibilité. Mais il suffira d'une seule définition empruntée à Malebranche pour savoir ce qu'est réellement le désir, c'est : « L'idée d'un bien que l'on ne possède pas, mais que l'on espère posséder. »

Maintenant, étant donné que les désirs conduisent aux actions, la finalité du désir réside naturellement dans la satisfaction de la chose désirée et en amour, dit George Sand : « le désir veut détruire les obstacles qui l'attirent et il meurt sur les débris d'une vertu vaincue.

Le désir n'est pas la passion, mais on peut dire cependant que la passion est le désir passé à l'état aigu. Il n'est personne qui n'ait des désirs ; la passion n'existe pas dans tous les sujets, elle n'est le propre que d'une sensibilité très vive, d'une imagination exaltée, d'une âme ardente.

Le désir peut être tiède et languissant ; la passion est toujours active et fougueuse, elle n'admet pas l'alanguissement et la tiédeur.

Les désirs qui naissent de la lecture ne s'adressent pas directement à un objet aimé ; elle fait naître premièrement des aspirations que l'imagination idéalise, et cherche ensuite à personnifier. C'est en cela que nous considérons la lecture, ou du moins certaines lectures de certains ouvrages romanesques, comme propre à faire naître dans le cœur le sentiment de l'amour et à créer le désir de ne pas y laisser ce sentiment à l'état stérile. Le premier amour d'une jeune fille n'est souvent que la copie d'une intrigue de roman.

La lecture est à l'esprit, au cœur, ce que les

épices sont au sens. La lecture pourrait être appelé *la truffe de l'imagination*, puisque certains ouvrages produisent une excitation, comme certains aliments.

Comme la lecture, la danse est un aliment aux désirs et comment en serait-il autrement, comment peut-on se trouver deux à deux, dansant une valse entraînante, pressant sa danseuse ou étant pressée par son danseur, dans une douce étreinte, parfois voluptueuse, surtout les palpitations d'une poitrine contre l'autre, les deux souffles se confondant dans un seul... et peut-être les deux cœurs en un ! presque bouche à bouche, sur le bord du baiser ! Comment dans une telle volupté résister au désir d'amour.

Appréciation de la Beauté. — L'influence des premières habitudes et les tendres souvenirs peuvent modifier d'une manière très remarquable la préférence que nous donnons au physique de différentes personnes.

Si parmi les formes et les traits que l'on compare, quelques-uns agissent comme signes par leur liaison particulière avec certaines qualités, ou certains sentiments qui nous plaisent, ils nous déterminent également à une sorte de prédilection ; alors la figure la moins belle, la plus commune, est préférée aux traits les plus sublimes et à la beauté. Il est facile de voir que dans cette circonstance, l'imagination a perverti le jugement et dérangé la raison ; ce n'est plus la beauté qui charme, c'est la volupté qui séduit ; les traits irréguliers, et pourtant préférés, cette figure qui doit tous ces effets à la puissance de l'expression, fait naître mille impressions accessoires de désir, d'espérance, de plaisir et d'amour.

Les âges apportent des différences dans les jugements dont la beauté est l'objet et occasionnent des erreurs qu'on a souvent signalées ; c'est ainsi que Wiéland a dit dans ses *lettres d'Afrique* : « La sage nature diversifie ses goûts, comme elle diversifie nos traits. Mais outre cette varité naturelle, il en existe encore une autre qu'amène l'âge ou plutôt l'expérience, et je vais te rapporter à ce sujet ce que j'entendis avancer l'autre jour dans le bois sacré de Jupiter par l'Eleen qui accompagnait Anthisthène. — J'ai remarqué, disait-il, que le jeune homme, l'homme fait et le vieillard, indépendamment de goûts personnels et de circonstances, ont encore des opinions différentes sur la beauté des femmes. Le premier est toujours séduit par une jolie figure, s'enflamme pour des traits agréables ou réguliers et ne voit la beauté que là ; comme il n'a pas joui, il ignore qu'une belle tête est la chose du monde dont un amant est le plutôt las ; il ignore que de toutes les beautés, c'est celle qui offre le moins de ressources, le moins d'aiguillons au plaisir, il ignore enfin qu'elle est au public, tandis que les formes sont pour l'amant. L'homme fait, trompé plusieurs fois, a appris à ses dépens qu'une figure agréable ne doit être regardée que comme une belle enseigne qui attire, mais qui, bien souvent, trompe le voyageur ; il sait que ce qui ne trompe pas, ce sont les grâces, une taille moelleuse et des contours voluptueusement arrondis ; il sait surtout que la seule chose qui ne fatigue pas, qui paraisse toujours neuve, qui procure chaque jour de nouvelles jouissances et dont le charme ne s'use jamais, (ou du moins bien tard) même par la perversion, est une enveloppe douce et satinée, des formes que l'œil ne peut se lasser d'admirer, la main de caresser et ce qui semble réservé, le pouvoir magique de réveiller sans cesse au fond de l'âme, le désir qui y semblait engourdi ou même éteint :

« Quant aux vieillards, désabusés eux aussi du culte des figures, mais contraints en même temps à déserter malgré eux celui des formes, ils s'attachent en général aux physionomies qui leur promettent de la bonté, des complaisances, de l'esprit, c'est-à-dire toutes les choses dont ils ont besoin, tous les agréments dont ils peuvent jouir encore. »

Wieland a parlé de ces goûts de la vieillesse d'après le raisonnement et non pas d'après l'expérience ; en effet, celle-ci nous démontre tous les jours que les très jeunes personnes sont pour les vieillards, les objets de la plus tendre prédilection : dans un âge très avancé, on est bien plus disposé à accorder le sceptre de la beauté à des charmes à peine ébauchés qu'à cette expression aimable de la physionomie, qui promet à la vérité tous les sentiments d'une tendre sollicitude, mais qui n'a plus aucune puissance d'émotion pour un cœur et des sens flétris et presque sans réaction.

Dans cette circonstance, la loi des contrastes exerce toute sa force, et vers l'âge de retour, on pourrait donner comme mesure de déclin des forces amoureuses, l'intensité du penchant qui fait préférer les beautés les plus jeunes à celles dont tous les moyens de plaire sont développés.

Roussel attachait une grande importance à la taille dans la beauté des femmes et en rapporte le principal effet aux facultés que cette disposition révèle à l'œil charmé de les découvrir.

« Si on examine, dit-il, la plupart des attributs qui constituent la beauté ; si la raison analyse ce que l'instinct découvre dans un clin d'œil, on trouvera que ces attributs tiennent à des avantages réels pour l'espèce. Une taille légère, des mouvements souples, d'où naît toujours la grâce, la fraîcheur et l'éclat, sont des qualités qui plaisent, parce qu'elles annoncent le bon état de l'individu qui les possède et le plus grand degré d'aptitude aux fonctions qu'il doit remplir. »

Les cuisses sont principalement remarquables dans les femmes pour leur plénitude voluptueuse, leur poli et la douceur de leurs contours. Les fesses en relief qui les surmontent postérieurement, ces formes dont la Vénus Callipige offre le plus parfait modèle, ont un genre de beauté qu'il serait difficile de décrire et qui paraît consister principalement dans le passage agréable que ces renflements établissent entre le torse et les membres. La sécheresse et l'exagération sont les défauts les plus ordinaires de ces parties, pour lesquelles les artistes trouvent difficilement dans les beautés individuelles, le degré de perfection que présentent les statues antiques.

Dans le portrait d'Olympie, par l'Arioste, on trouve la description de ce genre de beauté ; Watelet en a fait la traduction suivante :

La neige éblouit moins nos yeux
Que cette statue aux doux toucher flexible,
Ce tissu fin et surtout si sensible
Dès que l'anime un désir amoureux
. . . .
Mais promenant vos regards enchantés,
De chaque flanc admirez les beautés :
Suivez ce trait d'une forme si pure,
Qui, plus saillant prononce les côtés,
Et prolongé dans sa double courbure,
Vient embrasser un espace arrondi
Qui vers son centre élevé mais uni,
D'un petit creux décore la nature.
Ainsi Vénus sur le flot azuré,
Vénus naissante, à l'art du statuaire,
Offre un modèle à jamais admiré.
De celui ci, non moins digne de plaire,
Suivons encore les contours ondoyants
Qui, variés dans tous les mouvements,
Avec souplesse accusent les jointures.
Voyons plus bas, pas de douces enflures
La cuisse blanche au milieu s'arrondir ;
Voyons les jambes à propos s'amincir,
Et les deux pieds de gentilles mesures,
Qu'un art gênant n'osa jamais meurtrir,
Ornés de doigts qu'un doux carmin colore
Et que nature a le soin d'embellir
De cents beautés que le vulgaire ignore.

Les Sens en Amour. — Lorsqu'on étudie les sens,on est frappé des nombreux rapports qui existent entre eux et les organes de la reproduction.

Dans le sens du toucher, on trouve surtout une

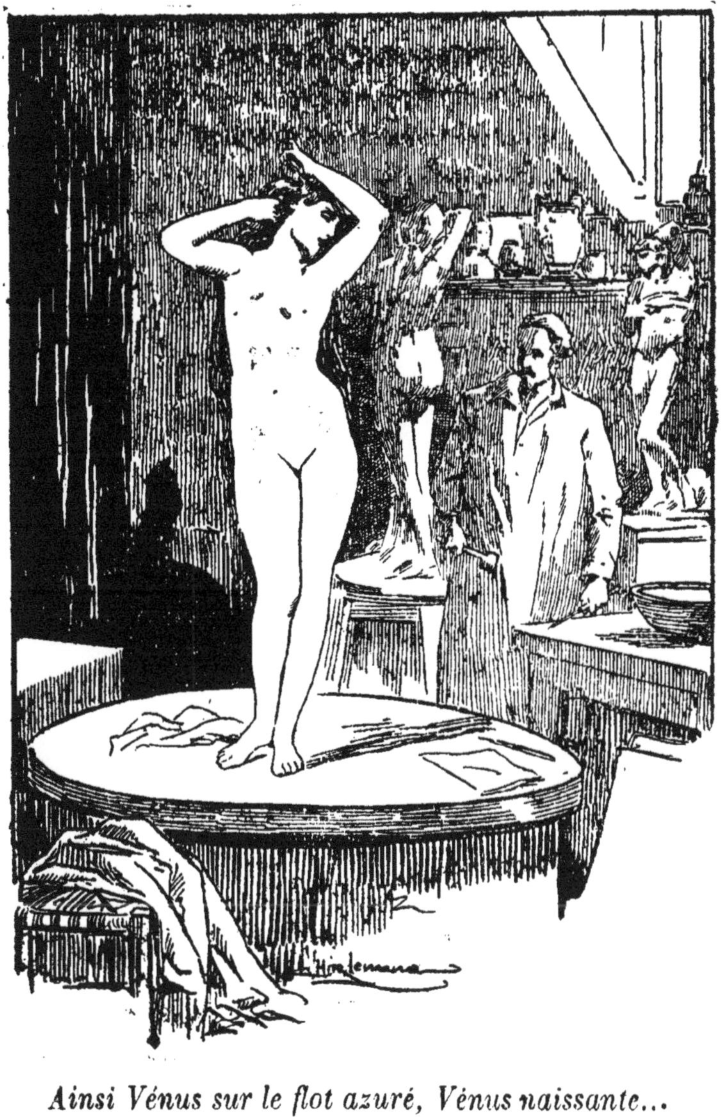

Ainsi Vénus sur le flot azuré, Vénus naissante...
(page 206)

corrélation remarquable, c'est ainsi que ceux des organes génitaux qui sont placés en dehors sont, comme on sait, des lieux d'entrée en action, le siège spécial d'un tact particulier si délicat, qu'on avait proposé d'en faire un sixième sens. Le docteur Cabanis faisait cette remarque que « l'épanouissement de la peau que procure ce tact en augmente le ton et lui donne une teinte plus animée, lui communique une douce chaleur, et transmet à l'appareil génital des impressions agréables qui tiennent celui-ci dans un état d'excitation habituelle. »

Le toucher qu'exerce la main de l'homme lorsque cet organe embrasse et ceint, dans toute son aptitude, ce que les formes de la femme ont de particulièrement remarquable, par la rondeur, la fermeté, le poli des surfaces, ainsi que par la chaleur propre, influe considérablement sur l'appareil reproducteur en dehors même de toute autre impression. On le voit encore dans le premier frôlement des mains, chez les jeunes amoureux ce simple contact suffit pour faire monter au paroxysme leur passion récente ; plus tard, ce sont des étreintes plus longues, des caresses plus hardies et enfin une fusion des deux êtres à la recherche du bonheur infini.

L'odorat a avec les parties sexuelles une fréquente association d'action. Les jeunes voluptueuses de tous les pays et chez tous les peuples se disposent à l'amour par des parfums : « Le doux parfum d'un cabinet de toilette, dit J.-J. Rousseau, n'est pas un piège aussi faible qu'on pense, et je ne sais s'il faut féliciter ou plaindre l'homme sage que l'odeur des fleurs que sa maîtresse a sur son sein ne fait jamais palpiter ».

La lubricité de quelques amants trouve un aiguillon puissant dans l'odeur qui caractérise le sexe féminin. « Les odeurs, dit Cabanis, agissant par elles-mêmes sur tout le système nerveux ; elles le disposent à toutes les sensations de plaisir, elles lui communiquent ce léger degré de trouble qui semble en être inséparable et tout cela, parce qu'elles exercent une action spéciale sur les organes où prennent leur source les plaisirs les plus vifs accordés à la nature sensible ».

Le sens du goût ne répond peut-être pas à une aussi grande influence, mais cependant il est assez commun que les lèvres s'épanouissent, se rapprochent, se gonflent, se colorent dans le désir et que les caresses mutuelles, dont elles sont le siège et auxquelles dans les baisers passionnés le principal organe du goût s'associe lui-même, provoquant d'une manière sûre ou à peu près constante la disposition érectile des parties génitales.

Les rapports avec le sens de l'ouïe et de la vue sont moins distincts, mais ils n'en doivent pas, pour cette raison, paraître moins réels. Qui ne connaît, en effet, la nature particulière des idées et celle des sentiments et des besoins réveillés par la vue de peintures et de sculptures dans leurs productions libres ? Les images de plaisirs et de volupté sont sans contredit de puissants moyens d'exciter la sensibilité des organes de la reproduction ! C'est la vue d'un jeune homme entre tous distingués qui fait battre le cœur d'une jeune fille et augmente son émoi. C'est par les impressions visuelles qu'est renforcé le besoin sexuel et c'est par elles que se base le choix. Les sensations auditives sont moins réelles, cependant dans les chants populaires, dans les Opéras, dans les chants d'Eglises, c'est l'amour que l'on trouve toujours exprimé et souvent le son de la voix de la personne aimée qui fait battre le cœur.

Pudeur et Coquetterie. — Chez la femme, la pudeur est généralement plus forte que chez l'homme, mais aussi elle a des tendances à fléchir plus souvent. Quelle que soit la force de la pudicité chez la femme, due à l'instinct, à la prudence ou au devoir, il lui arrive de s'atténuer devant des circonstances particulières, dans le mariage, par exemple. L'amour peut amener le même résultat ; le besoin d'intérêt personnel. Le fainéantisme et les motifs frivoles tels que l'amour de la parure ou même la simple curiosité, poussent la femme à sortir des bornes de la pudeur.

La pudeur est un sentiment naturel, mais il est certain que s'il ne l'était pas, les femmes l'inventeraient par coquetterie, elles savent très bien que ce que l'on cache a plus de prix encore que ce que l'on montre et que si la vue de nudités éveille des désirs lascifs et violents, la grâce qui se voile en partie a une action plus profonde et plus pénétrante.

« Les femmes, dit Lucien, cachent soigneusement l'arrière-scène de la vie à ceux qu'elles veulent retenir et lier d'un puissant amour ».

« Les femmes, dit Charles Lemesle, font tant de cas de la pudeur qu'elles veulent toutes en avoir, même celles qui, en fait d'hommes, ne craignent que les voleurs ».

Il est un admirable instinct de la nature, celui d'offrir les premières affections de l'amour sous les traits d'une apparente aversion et d'éloigner d'abord les sexes pour les réunir ensuite avec plus d'impétuosité. La jeune fille fuit afin d'être poursuivie ; et si le jeune homme se retire, elle revient à lui ; elle semble détester ce qu'elle aime et vouloir aimer ce qu'elle hait. Plus elle se jette en un sens opposé de son penchant, plus elle en dévoile la véhémence. Elle n'aime jamais mieux que quand elle affecte de haïr, et celui qu'elle repousse le plus, est celui qu'elle aime davantage.

Si la nature inspire la résistance au sexe qui doit être vaincu, c'est pour ajouter à l'intensité du sentiment si généralement utile dans le système de ses opérations ; elle gagne à tous ses artifices. En effet l'amour s'éteint lorsqu'il est trop facile, les obstacles de la pudeur l'enflamment. La pudeur est en l'être humain pour ajouter au plaisir et non pour le réprimer. On peut dire que la cause de la pudeur est ce mélange des choses heureuses et désagréables qui se trouvent dans les jouissances de l'amour.

Si tous les genres de séduction se trouvaient réunis pour les jouissances de l'amour, le plaisir serait plus grand, mais l'homme ne s'arrêterait point, il ruinerait entièrement ses forces.

La pudeur n'est point un sentiment contraire

aux sensations de la volupté. Quelquefois sans doute, elle réprime les plaisirs, mais en général, elle leur est favorable ; celui qui sait jouir ne la trouve pas importune.

La pudeur, dans l'espèce humaine, est l'éloignement pour tout ce qui altérerait le plaisir ou en détruirait l'illusion. La pudeur de convention que se sont fait les hommes asservit presque toujours la femme, et malgré cela, il ne paraît pas que ce soit une plus grande pudeur qu'il faille principalement attacher cette résistance qui sert les intérêts de l'empire des femmes, et d'autres intérêts encore, dont heureusement toutes n'ont pas l'intention.

Monsieur de Saint-Lambert fait expliquer à Ninon de Lenclos, l'origine de la pudeur chez la jeune fille :

« Tant que nous restions insensibles aux plaisirs physiques de l'amour, nos faveurs étaient des grâces. Vous nous sollicitiez ; et maîtresses d'accorder ou de refuser, nous pouvions vous tenir dans notre dépendance, mais dès que nous avons les mêmes besoins que vous, nous ne pouvons plus vous dominer. La nature dans l'instant qu'elle donne aux deux sexes les mêmes désirs, les égale l'un à l'autre ; nous perdons l'avantage de vous commander en amour et nous restons soumises à tout le reste. Cependant il faut jouir des plaisirs, il faut en même temps combattre ou adoucir nos tyrans, et pour parvenir à ces deux fins, voici ce que la nature nous inspire.

Dans la crainte qu'un besoin nouveau n'augmente notre indépendance, nous sommes d'abord humiliées de ce besoin ; il nous semble que le changement de notre sein, le feu de nos yeux ou leur langueur, la forme nouvelle de toute notre personne, vont nous apprendre combien vous nous êtes nécessaire. Voilà l'origine de cette honte qu'éprouve la jeune fille... Lorsque la jeune fille a plus d'âge et d'expérience, elle s'aperçoit que l'imagination ajoute beaucoup à vos passions et que plus on cache à vos yeux, plus on vous fait imaginer ; c'est en désirant satisfaire cette difficulté passionnée qui se mêle à l'amour que la femme irrite en vous l'amour et c'est en l'irritant qu'elle commande ».

En réalité la pudeur dépend d'un penchant acquis, à la vérité, par l'éducation que l'expérience affaiblit, qu'il ne se fait guère éprouver avant l'époque où la jeune fille devenue moins ingénue, connaît ou devine la liaison de sexe qu'elle peut former. Qu'enfin cette pudeur, dont l'impression a quelque chose de la timidité, de la surprise et même de l'anxiété, doit facilement être mise en jeu à une époque où la mobilité nerveuse est extrême où les associations d'émotions et d'idées, sont sans cesse occasionnées par le sentiment d'un nouveau besoin qu'il faut dissimuler, ou par la crainte de laisser voir à ce sujet des demi-connaissances, des pressentiments ; et d'accuser ainsi par l'indiscrétion la plus légère, le libertinage de l'imagination ou les inquiétudes de la curiosité.

La pudeur est voisine de l'amour, elle présage des dispositions nouvelles et annonce que les habitudes de l'enfance vont faire place à d'autres sentiments.

Alors les jeunes filles répriment tout à coup leur pétulance, leur joie si expansive, et leur naïve gaîté, elles deviennent timides, réservées, distraites et rêveuses. Cessant d'être amusées par les plaisirs, elles cherchent le bonheur ; une inquiétude remplie de charmes une mélancolie vague et sans objet caractérisant le nouvel état que Voltaire a si bien décrit :

> Isabelle inquiète, en secret agitée,
> Et de ses dix-sept ans doucement tourmentée
> Respirant dans la nuit sous un ombrage frais
> En ignorant l'usage et s'étendit auprès,
> Sans savoir l'admirer, regardait la nature.
> Puis se levait, allait, marchait à l'aventure
> Sans dessein, sans objet qui put l'intéresser,
> Ne pensait point encore et cherchait à penser.

Cependant la sensibilité se développe de plus en plus, l'influence des irradiations utérines la rend plus active et le physique agissant sur le moral avec force, le besoin d'aimer trouble le cœur, l'occupe tout entier et devient une source de désordres et de dérangements de toute espèce, s'il n'est pas enfin satisfait.

La femme ne veut point être poursuivie par désœuvrement mais par passion, elle ne veut point d'un simple caprice, qu'une distraction pourrait affaiblir, qn'un autre caprice pourrait interrompre. Il faut que ses désirs, que cette volonté, moins visible en elle, mais trop passagère chez le mâle, soit devenue assez forte en lui ; pour être prolongée autant qu'elle le voudra ; c'est indirect d'exiger que l'on soit bien préparé pour le rôle qu'il ne faudra jamais remplir avec cette négligence que trop de facilité pourrait permettre.

L'incertitude des soins à prendre, l'inexpérience du plaisir, le doute du succès, produisent la timidité, sorte de grâce du désir, dont il reste toujours quelque chose quand les facultés du goût ne sont point éteintes. Mais la force des sensations voluptueuses la surmonte et dès que la raison a jugé les circonstances convenables, la pudeur n'est plus que délicatesse dans la jouissance. Aux causes naturelles et à la honte qui vient du précepte, il faut encore joindre une pudeur factice qui doit résulter de l'habitude générale. Le premier amour est plein d'incertitude et d'ignorance ; la pudeur règne alors ; ensuite l'amour sait ce qu'il fait et la pudeur n'est plus qu'un soin naturel, qu'une contrainte de préjugé. Le naturel revient spontanément et, s'il y a des tares héréditaires c'est le vice qui reste dissimulé plus ou moins longtemps, mais latent et fatalement porté à se développer.

Après la perte de la pudeur la femme vicieuse se révèle tout entière, et c'est par la coquetterie qu'on le découvre.

La coquetterie est un vice réel quoiqu'on dise. Il est indifférent à une coquette de partager une passion, pourvu qu'elle plaise à beaucoup, quoique ayant donné son cœur, elle ne se fait aucun scrupule de dépenser des sourires, des soupirs et même des baisers demi-chastes et des caresses demi-libertines. On voit tous les jours des femmes qui vendent à toute heure des sourires et des désirs et qui font les Lucrèces, tout en jouant impunément avec la passion qu'elles ne ressentent pas et font les prudes, détournent la tête lorsqu'on leur parle d'une pauvre fille tombée une seule fois, peut-être par véritable amour. N'est-ce pas d'un mélange hideux d'hypocrisie, de vanité et de mensonge ?

De la Nudité. — Nous avons une autre manière de voir que les anciens sur la nudité, ou plutôt nous voyons peu de choses dans tout cela. Les anciens avaient des esclaves, mais chez eux l'homme libre était libre, ici sa pensée est esclave et la coutume est demeurée la loi du monde.

On connaît les singularités des conceptions profondes de Lycurgue, et les fêtes de plusieurs lieux de la Grèce, et les Lupercales de Rome, et ces rites plus antiques, selon lesquels les femmes nues dansaient devant le taureau Apis.

Dès longtemps on a anathématisé les institutions qui prescrivaient la nudité dans les rites religieux. Cependant on rencontre dans quelques circonstances des temps modernes, une trace de l'indifférence avec laquelle l'antiquité voyait ce qui nous révolte maintenant. Les historiographes rapportent que des filles nues, placées sur les marches d'une fontaine, offraient du lait à une reine de France, faisant son entrée à Paris. Vers la fin du XVIe siècle, on voyait encore à Paris et dans les campagnes de ces processions ou des flagellants et d'autres dévots allaient demi-nus ou entièrement nus.

« Le 1er mai à Paris, les courtisanes montaient sur le théâtre et au-delà couraient dans les rues nues, avec des flambeaux » Louis XI fit son entrée à Paris, des filles nues représentaient des sirènes.

Des relations récentes disent qu'à Port Jackson, les naturels, habitant avec les Anglais, depuis vingt ans, n'ont point adopté leurs mœurs ; il arrive qu'ils mettent des vêtements à cause du froid, mais jamais pour cacher leur nudité.

Dans beaucoup de contrées de l'Afrique Centrale, les femmes sont habituellement nues, que l'on ne parle point du climat, si cela était contre la décence, la chaleur ne l'autorise pas. Il fait aussi chaud à Bassera, l'on n'y est pas nu. L'usage en décide, et c'est sans importance pour les véritables mœurs.

Dans le repas de luxe et dans les festins hospitaliers des anciens, on joignait aux plaisirs de la table d'autres amusements, dont sans doute on abusait souvent, mais dont l'usage presque universel a prouvé que les mœurs publiques n'en furent pas plus altérées que par la pruderie Nazaréenne.

Dans Quinte Curce, il est dit en effet que « les femmes qui se trouvent dans ces banquets y paraissent d'abord avec un maintien modeste, ensuite elles se dépouillent de tout ce qui les c uvre par le haut et oubliant peu à peu ce qu'elles doivent à la pudeur ; à la fin, elles rejettent encore les voiles destinés à cacher les parties inférieures de leur corps ; et ce ne sont pas les courtisanes qui s'abandonnent à cette infamie, ce sont les femmes et les filles honorables, qui regardent ces usages comme un devoir de politesse ».

La nudité tient à des convenances multiples. Une nudité entière est quelquefois sans indécence ; une nudité partielle est souvent très indécente ; elle est gauche et sans goût, elle rappelle ces plaisirs impurs auxquels on cède en les regardant comme un attentat, elle rappelle les passions hypocrites et dégoûtantes de la pruderie et de la débauche. C'est ce défaut de goût et de convenance qui rend obscène la plupart des gravures libres.

La nudité est odieuse à ceux qui ont perdu la force et dès lors la grâce du désir, et l'est encore à ceux qui ne sauraient avoir le sentiment d'une liberté de mœurs raisonnée.

Ceux dont les jouissances inconsidérées ou mal choisies ont perverti les affections et abruti les sens ne voient plus dans l'amour physique que les grossièretés de leurs habitudes. Une nudité les choque parce qu'il n'y a plus, chez eux, d'intervalle entre la sensation qu'ils en reçoivent et l'appétit animal auquel se réduit toute volupté.

Leur imagination n'est plus allumée que par les émotions brutes ; leurs sensations plus indécentes qu'avides, leurs idées plus grossières que voluptueuses, leur mépris pour la femme, preuve assez claire du mépris qu'ils ont eux-mêmes mérité, leur présente ce que l'amour peut avoir d'odieux. Mais le charme primitif de l'amour et sa puissance, tout ce qu'il a d'heureux et d'aimable, n'est plus en eux. Il leur faut des filles pour s'amuser sans retenue, avec tout le dédain qui les condamne eux-mêmes.

LES TÉTONS ET L'AMOUR

Origine du petit bout des tétons [Grécourt).

Au temps passé n'avait, à ce qu'on dit,
Femme au tétin le rouge boutonnet,
Et Priapus qui estoit en crédit,
Oreilles eut sous son petit bonnet ;
Mais quelque dieu les lui coupa tout net,
Puis en forma la retorne gentille.
Que fait aller mainte superbe fille.
Sentant qu'elle a du mâle la dépouille,
Et de là vient que tous les coups que fouille
Au sein de son amie un amoureux ardent,
Ce bon galant frémit incontinent
De grands plaisirs et s'étend à merveille,
Comme disant : je prendrai mes oreilles !...

Parny, le poète de l'an VII, dans sa *Guerre des Dieux*, fait jouer un mystère à la famille de Dieu, où nous trouvons une preuve de l'admirable vertu des seins, que l'on peut nommer de résurrection, et même de résurrection de la chair.

Du paradis la troupe infatigable,
Pour terminer joua la passion,
Et joua bien. Les convives, dit-on,
Goûtèrent peu ce drame lamentable.
Mais un malheur qu'on n'avait pas prévu
Du dénouement égaya la tristesse ;
Bien flagellé, le héros de la pièce
Etait alors sur la croix déjà étendu ;
On choisissait pour ce rôle pénible
Un jeune acteur intelligent, sensible,

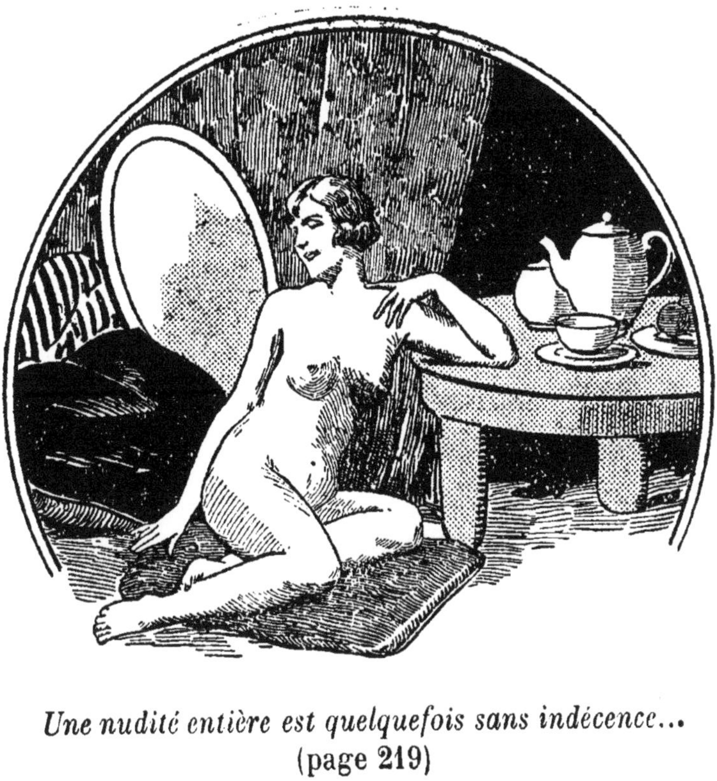

Une nudité entière est quelquefois sans indécence...
(page 219)

Beau, vigoureux, et sachant bien mourir.
Il était nu des pieds jusqu'à la tête :
Un blanc papier qu'une ficelle arrête,
Couvrait pourtant ce que l'on doit couvrir.
Charmante encore après sa pénitence,
La Magdeleine au pied de la potence,
Versant des pleurs ; ses longs cheveux épars,
Son joli sein qui jamais ne repose,
Du supplicié attirait les regards,
Il voyait tout jusqu'au bouton de rose ;
Quelquefois même, il voyait au-delà.
Prêt à mourir, cet aspect le troubla,
Il tenait bon ; mais qu'elle fut sa peine,
Quand le feuillet vint à se soulever !
« Otez, dit-il, ôtez la Magdeleine !
Otez-la donc, le papier va crever ! »
Soudain il crève ; et la Vierge elle-même,
Pour ne pas rire, a fait un vain effort.
« Le tour est bon, dit le Père suprême,
On le voit bien, le drôle n'est pas mort ! »

L'auteur du *Procès et amples examinations sur la vie de Carême-Prenant*, dit qu'une belle femme se compose des beautés de divers pays :

Qui voudra belle femme querre (chercher)
Prenne visage d'Angleterre,
Ayant le corps d'une Flamande
Et les tétins d'une Normande,
Entés sur un cul de Paris
Il aura femme de bon prix.

Celle qui a les bras charnus,
Grosses mamelles, nez camus,
Longue toison et courte main,
Elle est sujette au bas de reins.

Fille qui fait tétins paroir
Son corps par étroite vêture
On se peut bien apercevoir,
Que son c... demande pâture !

Les dames doivent-elles laisser voir leurs seins ? — Est-il permis aux amants de les toucher ? Mercier de Compiègne pose cette question sans la résoudre entièrement, il raconte que dans un de ses sermons le père André se récriait sur ce qu'un sein découvert fait naître de coupables pensées. — « Quand vous voyez, disait-il, ces tétons rebondis et qui se montrent avec tant d'impudence, bandez, messieurs, bandez-vous les yeux ».

Un autre prédicateur, de découvrir leurs seins et d'en laisser approcher la main entreprenante des amants : — « car, disait-il quand la Hollande est prise, adieu les Pays-Bas ! »

La Hollande était une allusion au fichu de toile de Hollande qui couvrait alors le sein des femmes.

Voici quelques quatrains osés à ce sujet :

A vostre advis, si celle la
Qui va la gorge descouverte,
Ne faie pas signe par cela.
Qu'elle voudroit estre couverte !

Mesdames, cachez votre sein
Avec ce beau testin de rose,
Car si quelqu'un y met la main,
Il y voudra mettre autre chose !

Les dames qui monstrent leurs seins,
Leurs testins, leurs poictrines nues,
Doit-on demander si tels saints
Demandent chandelles menues !

Laisser voir ses seins serait une invitation à autre chose. Cependant il fut des temps où les dames ne se gênaient pas, et où tout le monde était satisfait. En 1711, les femmes accusaient le nu d'une façon toute Lacédémonienne. Ici, c'était une robe sans ceinture, là c'était une gorge débordante d'un corset complaisant, plus loin ce sont des bras et des épaules, dont la nudité se réunissait à celle des poitrines pour « assaillir les continences ecclésiastiques. »

Ce furent les prêtres qui se chargèrent de protester contre cet état de choses. Le curé de Saint-Etienne-du Mont s'écriait : « Pourquoi, mesdames, ne pas vous couvrir en notre présence ; sachez que nous sommes de chair et d'os comme les autres hommes ! »

L'auditoire se mit à rire, le prédicateur ajoute :

« Quand on vous parle à mots couverts vous faites la sourde oreille ; quand on vous parle en termes clairs, vous riez, comment donc vous prendre !... Vous verrez qu'il faudra que le roi envoie ses mousquetaires par les rues de la ville, matin et soir, afin de faire rentrer nos coquettes dans le devoir et les gorges dans les corsets. »

Mais souvent ces bons prêtres ne pensaient pas un mot de ce qu'ils disaient, leurs yeux ne pouvaient qu'être ravis et beaucoup auraient voulu passer de la vue au toucher. A ce sujet l'histoire du Père Labadie reste édifiante :

« Tous ceux qui ont ouï parler de ce personnage, savent qu'il recommandait à ses dévots et à ses dévotes quelques exercices spirituels, et qu'il les dressait au recueillement intérieur et à l'oraison mentale. On dit qu'ayant marqué à l'une de ses dévotes un point de méditation et lui ayant fort recommandé de s'appliquer tout entière pendant quelques heures à ce grand objet, il s'approche d'elle lorsqu'il la crut la plus recueillie et lui met la main aux seins. Elle le repoussa brusquement et lui témoignant la surprise de ce procédé, se préparant à lui faire des censures, lorsqu'il la prévint : — Je vois bien, ma fille, lui dit-il, sans être déconcerté, et, avec un air dévot, que vous êtes encore bien éloignée de la perfection ; reconnaissez humblement votre faiblesse ; demandez pardon à Dieu d'avoir été si peu attentive aux mystères que vous deviez méditer. Si vous y aviez porté toute l'attention nécessaire, vous ne vous fussiez pas aperçu de ce qu'on faisait à votre gorge. Mais vous étiez si peu détachée des sens que vous n'avez pas été un moment à reconnaître que je vous touchais. Je voulais éprouver si votre ferveur dans l'oraison vous élevait au-dessus de la matière et vous unissait au souverain être, la vive source de l'immortalité et de la spiritualité, et je vois avec beaucoup de douleur que vos progrès sont très petits, vous n'allez que terre à terre, que cela vous donne de la confusion, ma fille, et vous porte à mieux remplir désormais les saints devoirs de la prière mentale. » On ne dit pas si la pécheresse se laissa faire une autre fois ou si elle changea de directeur !

*
* *

S'il était permis de voir les seins, n'aurions-nous pas la permission de les toucher ? La main et la bouche ne devraient-elles pas avoir le même privilège que la vue? Devrait-on blâmer le procédé d'un galant homme qui voyant un sein charmant, deux globes d'albâtre, voudrait, par le tact, s'assurer qu'ils ont la dureté désirable, et cela uniquement pour s'instruire? — N'est-ce pas une curiosité inouïe de nous mettre devant les yeux ces beaux meubles, et de nous défendre de les regarder et d'y toucher? C'est ainsi que Cotin se plaignait à sa maîtresse :

> Vous me défendez d'approcher,
> De votre bouche sans pareille ;
> Votre gorge est une merveille,
> Qui n'ose ni voir, ni toucher,
> Le moins coupable des humains,
> Et qui souffre le plus de peine
> C'est trop, aimable inhumaine,
> Un amant sans yeux et sans mains.

Boursault s'exprime ainsi sur ce sujet :

« Oh! juste Dieu, dit-il à son ami, que la maîtresse que je ne suis que par votre moyen est vertueuse! Pour lui avoir aujourd'hui baisé deux ou trois fois la main, elle m'a vigoureusement querellé ; voyez ce qui m'arriverait si je faisais pis. Je n'ai osé lui dire que je ne faisais l'amour que pour baiser et que j'aimerais autant être amoureux, *ad honores*, que de ne pas faire les fonctions requises à la qualité que ses yeux m'ont contraint de pendre. Je croyais, en vérité, qu'étant amant déclaré d'une fille, c'en était être plus d'à moitié son mari, et qu'on faisait toujours quelques pas du côté de l'amour défendu, avant que d'en venir à l'amour permis. A vous dire vrai, je me lasse d'être amant, s'il n'y a que cela à faire. Il est juste que, j'ai la discrétion de ne rien demander à la belle, qui lui coûte chose, qu'elle ait la complaisance de me laisser prendre ce qui ne lui coûte rien. La charmante Clotilde, que vous connaissez pour avoir autant de vertu que fille du monde, en use d'une façon bien plus galante. Quand lundi je revins de la campagne, après deux baisers qu'elle reçut aussi goulеusement que je lui ai donnés, son fichu qui vint à tomber, m'ayant obligé à couvrir sa gorge de mes deux mains, de peur que d'autres ne la vissent, elle me remercia le plus civilement qui lui fut possible et me demanda si je n'avais besoin que de cela. Il n'y a rien qui satisfasse tant, ni revienne à si peu de frais. Si vous mettez la main au devant d'une fillette, elle la repoussera vite et dira : laissez cela, quand je dis le devant, je l'entends comme faisait monsieur le feu premier médecin, qui ayant tâtonné l'estomac d'une belle demoiselle couchée et un peu malade, coula sa main plus bas, et, venant à l'intersection du corps, s'y avançait, quand elle lui dit : — « Hé ! monsieur, que pensez-vous faire ? — Mademoiselle je croyais que vous fussiez comme les vaches de notre pays, que vous eussiez les tétins entre les jambes. »

***

Si la mode était établie de nous découvrir gratuitement ce que la femme a de plus beau, ce pourrait être un excellent moyen de diminuer nos désirs par l'habitude de voir et par la satiété. Ce

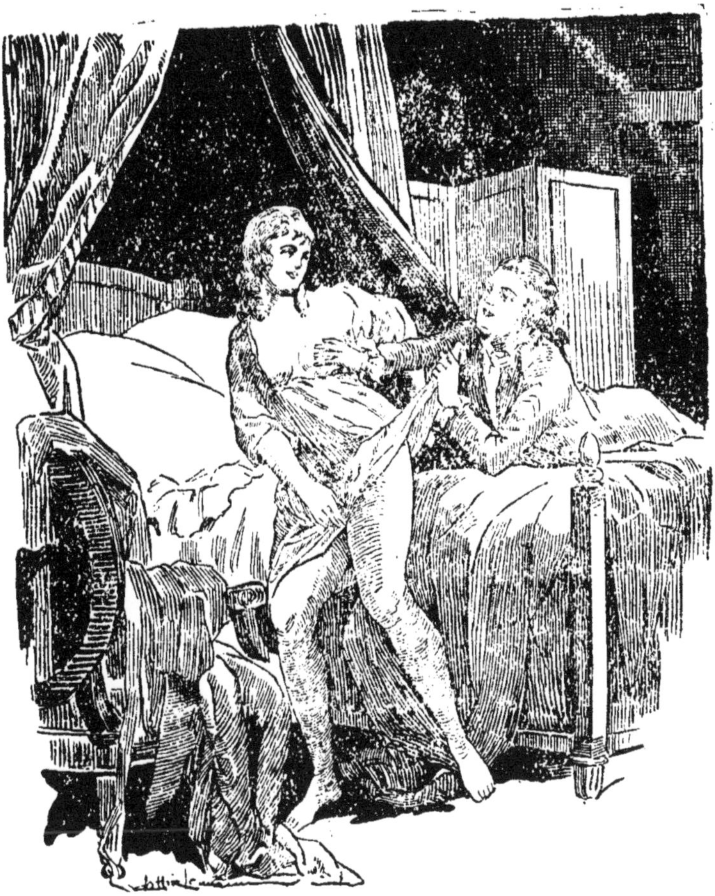

Devrait-on blâmer le procédé d'un galant homme qui voyant un sein charmant... (page 227)

serait encore, peut être, un moyen de défendre les jeux de mains dans l'intimité, jeux dont les conséquences sont toujours funestes à la vertu.

Mais que l'homme n'oublie pas que l'audace est la plus habile des tactiques ; qu'il n'oublie pas que la chair est faible, l'esprit prompt. Un amant qui a obtenu un baiser, est un sot s'il reste en chemin, qu'il y songe :

Oscula qui sumpsit, si non cœtera sumpsit
Hœc quoque quæ data sunt, perdere dignus erit !

maintenant que les femmes méditent à leur tour *le nourrisson* de Dumouchet. Ce nourrisson de vingt ans qui applique ses lèvres sur le sein palpitant de sa belle qui jouait à la nourrice.

Lorsqu'on voit un enfant, grand comme père et mère
Avec la jeune Iris, jouer à la nourrice,
On n'en saurait douter, c'est un pur artifice
Pour triompher d'un cœur à l'amour trop sévère,
Dans l'abord, un amant cache ce qu'il espère,
Il ne veut qu'un regard, que toucher votre main,
Mais belle s'il obtient jusqu'à votre sein.
Craignez un nourrisson grand comme père et mère !

« Dans certains cas, l'injection est à recommander, comme lorsqu'il y a disproportion entre les organes. Le canal vaginal se présentant trop large pour le pénis, on emploiera le tanin, à raison d'une cuiller à café pour 2 litres d'eau. Par contre le conduit se manifestant étroit, les sécrétions étant acides, on usera de bicarbonate de soude, à la dose également d'une cuillerée à café dans deux litres d'eau bouillie. Ces injections se prennent tièdes, avec faible pression, c'est-à-dire, le bock tenu à environ 50 ou 60 centimètres au dessus de la vulve.

Dans les cas d'inflammation du vagin qui engendre un léger vaginisme, on emploiera le permanganate de potasse à la dose de 0,25 par deux litres d'eau... Lorsque se manifeste une constriction du vagin qui met un empêchement aux rapports normaux, on emploie des ovules à la glycérine que l'on trouve tout préparés dans le commerce. En général, il ne faut jamais négliger ces légères affections. il est bon au contraire de les traiter dès le début, afin de les arrêter dans leurs effets. Pour l'homme, il n'existe aucun procédé permettant de remédier à la grosseur ou à la maigreur du pénis, tous ceux que l'on indique entrent dans le domaine de la fantaisie.

Pour les verges grêles, l'exercice du coït en favorise la croissance. Par contre les pénis d'une grosseur excessive réclament d'être soumis à une relative continence. Ils perdent, en effet, plus tôt que les autres, leurs facultés d'érection.

La pudeur de la femme vis-à-vis du mari est un enfantillage ; elle est à proscrire parce que le plus souvent, elle engendre chez l'homme des désirs inconscients qui bientôt deviennent de véritables passions, des sortes d'obsessions sexuelles. Il en résulte toujours un détachement. Les auteurs qui ont conseillé la coquetterie dans l'intimité, se sont trompés en pensant qu'elle exaltait le désir. C'est une erreur, si l'on veut bien se rendre compte que pour l'homme le désir est toujours un besoin plus aigu...

Au contraire, la femme négligeant la pudeur puérile, aura avantage à se montrer habile et caressante, et elle se rappellera toujours que ce sont uniquement les accouplements qui lient vraiment les deux conjoints. Ceci nous amène à constater que les idées de moralité excessive dans l'intimité sont plutôt dangereuses pour le bonheur terrestre. Celles qui veulent se livrer à la macération ont avantage à demeurer célibataires, les couvents leur offrent un refuge assuré et au moins elles ne tortureront pas un homme qu'elles ont après tout choisi pour leur satisfaction personnelle.

Tout ce qui concourt à la volupté dans le mariage n'est pas immoral, supposer le contraire, c'est vouloir lutter contre la nature, qui a mis la volupté à notre portée afin que nous remplissions notre rôle de procréateurs.

Il est aussi un écueil à éviter, aussi bien pour l'homme que pour la femme ! ce sont les manifestations de répugnance. Rien ne blesse plus l'un des deux conjoints que lorsque l'autre marque à son égard, certains dégoûts ; cela paraît toujours l'indice d'un commencement de lassitude. Si l'on éprouve réellement ces répugnances qui, le plus souvent, sont instinctives, il faut savoir amener l'amant ou la maîtresse à y remédier lui-même, par un procédé habile...

Dans le ménage, l'homme est égoïste et la femme altruiste. Ces deux qualités forment la base de leur tempérament même. Ce sera donc à la femme, la plupart du temps, à faire œuvre d'imagination pour éveiller le désir. Si elle néglige cet effort, elle ne tarde pas à voir le compagnon chercher ailleurs ce qui lui manque au logis .. L'homme souhaite le coït poussé par sa nature même, mais la possibilité de ce coït réclame un stimulant.

C'est à la recherche de ce stimulant qu'il court, lorsqu'il s'adresse à des étrangères. On peut affirmer qu'à un mari volage correspond toujours une femme paresseuse, inconséquente ou frigide » (Dr J. R. Bourdon : *Les rapports sexuels*, Paris, 1927).

« Mantegazza considère que la coquetterie, qui n'est qu'une forme de l'art de séduire et de conquérir, appartient à la pathologie. Bien qu'elle existe chez l'homme, elle est plus fréquente chez la femme. L'amour-propre y occupe une si grande place que son étude rentre plutôt dans celle de l'orgueil que dans celle de l'amour. La séduction physiologique est un besoin, la coquetterie est un vice. Le besoin de plaire est une des nécessités les plus fondamentales de l'amour, et l'un de ses instruments les plus actifs ; la coquetterie est à elle-même sa propre fin.

Quand la conquête est faite, la séduction physiologique désarme ; la coquetterie au contraire est permanente.

« Dans les cas les plus graves, dit Mantegazza, le cœur ne peut se donner à aucun, parce qu'il est promis à tous, et l'atroce fatigue de plaire à un grand nombre, lasse tellement le sentiment qu'elle rend impossible le développement d'une affection sérieuse ». La coquetterie exaltée exclut l'amour ; malgré les apparences, elle constitue un caractère de la dissolution de l'instinct sexuel.

Du reste, il n'est pas rare de la voir coïncider avec des anomalies des réactions sexuelles de la stérilité qui constituent des caractères physiques et la dissolution du sexe. La coquetterie peut exister d'ailleurs en dehors de la sexualité dont elle est la négation dans la forme que Macke appelle *narcismus*, ou amour de soi-même (C. Féré : *L'instinct sexuel*, Paris, 1911).

« La tendance à la résistance qui se manifeste chez la plupart des femelles, constitue en réalité un moyen de séduction. La pudeur représente chez la femme, le plus haut degré d'évolution de cette tendance et la forme la plus élevée de la séduction ; elle suit le progrès intellectuel et moral. L'involution de la pudeur est le premier phénomène de la dissolution des instincts relatifs à l'attraction sexuelle ; mais elle laisse souvent des traces chez les types les plus déféminisés de la prostitution. L'involution de la pudeur se manifeste parallèlement a l'évolution sénile. Chez les aliénés chroniques on observe souvent une évolution précoce (C. Féré : *L'instinct sexuel*, Paris, 1911).

XX

L'économie de l'amour

(Traduit de l'anglais du Dr Amstrong)

Je chante tes bienfaits, amour, et la douce extase où tu plonges deux êtres étroitement unis, je dirai comment rendre plus parfaite la joie de la nature, comment fuir le serpent toujours tapi sous les ronces du bonheur. Que ton divin sourire, ô belle Gythérée, favorise cet essai, tu n'es pas une des neuf muses et pourtant les muses t'accompagnent ; quoique vierges, elles ne craignent pas de folâtrer dans ton escorte. Viens et conduis-moi ton fils, l'aveugle mais infaillible archer, Hymen, élève bien haut le flambeau sacré !

Jeunes gens et jeunes filles, quand votre généreux sang s'est imprégné des ardeurs brûlantes de quinze étés, l'amour s'offre à vous, vos sens perfectionnés s'éveillent et vous invitent à des plaisirs nouveaux ; c'est l'âge, où mordu par les désirs l'adolescent s'exalte et brise son indigne chaîne, où la vierge plus mûre, plus timide aussi, trahit par le trouble de son jeune sein, le feu sacré qui la dévore. Mais la nature ne témoigne pas à tous ses fils une égale libéralité Celui-ci, qu'anime une douce chaleur, s'achemine à pas sûrs vers son entier développement ; cet autre, à peine formé et comme engourdi n'atteint que bien tard un simulacre de vie. Il en est qui sautant bottés sur un cheval et, prodige de l'instinct ! trouvent dans ce noble exercice la force de résister aux filles. C'est ainsi que nous dit la fable, Hercule sortit déjà fort de son berceau, tandis que les serpents s'enroulaient en sifflant autour de lui ; le puissant bambin saisit ses ennemis aux changeantes couleurs, les broya en souriant et les replongea dans l'enfer, leur vrai séjour ; un sang mêlé d'écume souilla les dalles du palais ; le héros préludait de bonne heure à ses futurs exploits.

Cependant d'autres naissent tard à l'amour ; il y a des hommes qui sentent à peine les premiers aiguillons de la chair, de pâles jeunes filles qui n'ont pas concentré leurs pensées sur l'autre sexe avant la vingtième année, rien de mieux. Au reste, on doit tenir compte de la constitution physique, du climat, des habitudes de la vie ; voici les symptômes certains :

Le jeune garçon est apte à lutter quand l'œuvre nocturne de l'imagination le jette dans les bras de la nymphe qu'il a souvent rêvé de posséder, et qu'au milieu des transports de ce doux tumulte, l'organe du plaisir s'enfle et répand de lui-même son trésor. Doucement veine d'azur. Oh ! n'envie pas la jouissance réelle si ces songes heureux visitent ton sommeil, jamais la volupté, avec son cortège de sensation que rien n'émousse, que rien ne distrait, n'ébranle aussi délicieusement le cerveau.

La jeune fille réclame les faveurs de Vénus, quand les deux moitiés de son sein s'agitent sous la sève qui le gonfle et invitent le désir, baignées d'une douce moiteur qui vient de leur plantureux développement, mais qui va se répandre sans profit pour l'économie physique ; car voici de nouvelles artères qui ont absorbé tout le sang que le cœur continuait à épancher, et qu'à présent, pleinement rassasiées, elles ne demandent plus de quoi réparer leur perte de chaque jour. Et pourtant il faut qu'il y ait perte, l'épargne n'aura pas la garde de tant de richesses. Bientôt une rosée de sang filtre par maint ruisselet de la grotte d'amour, effrayant la vierge naïve, qui laisse ce feu caché lui causer, en la brûlant, de mortelles angoisses, jusqu'à ce que la nécessité, sans vergogne triomphe du vain entêtement de sa pudeur et la conduit devant sa nourrice, bien versée dans ces délicats mystères. La sibylle aux sages avis a résolu le cas et levé tous les doutes. C'est alors aussi qu'un léger duvet commence à ombrager les bornes consacrées au domaine de Vénus ; ce symptôme est commun aux deux sexes.

Maintenant que de part et d'autre les champions son prêts à entrer en lice, la prévoyante nature a étendu sur eux cette moelleuse armure, qui seule dans la mêlée, préserve les tendres organes de toute blessure. Ainsi cuirassés, ils vont combattre en sûreté, ils n'auront rien à craindre des rencontres que leur ménagent bien des jours de luttes acharnées.

Mais si tu as déjà souci de ta postérité, si le nom de père t'a séduit, si tu as l'ambition de contempler une heureuse lignée se pressant autour de la table de famille, évite, jeune homme les embrassements qui énervent jusqu'à ce que vingt ans au moins t'auront fait des muscles d'acier, et laisse le mariage légitimer ton bonheur. Loin de moi certes de te conseiller une abstinence entière qui tarirait sans doute la source du bonheur, si longtemps délaissée, et finirait par détruire en toi, à force de la refroidir, la vertu prolifique. En revanche je ne te blâme pas de faire des excès de baisers, repas délicieux ! délices divines ! Que la main se pose tour à tour sur une douce main, où, avec une volupté mêlée de regrets, sur le sein qui se soulève amoureusement sous ton étreinte.

Et toi belle vierge, ne crains pas d'être la complice de ton amant, dont les désirs discrets se bornent à ces faveurs. Quelles ivresses tu peux ainsi espérer dans l'avenir ! Je le vois devenir ton mari : sa passion s'exalte, des élans convulsifs en attestent l'ardeur, il reprend à profusion le trésor qu'ont préparé des années d'amour et qui semble l'inépuisable bénédiction de tes nuits nuptiales !

Mais ô mon fils, soit que la généreuse ambition de tonder et d'élever une famille soit que le goût de l'amoureuse et douce lutte aient plus de charme pour toi, renonce au vice des moines cloîtrés, première flétrissure de la virilité naissante. Bannis de ta retraite cette joie lâche, égoïste, solitaire ;

écarte, parricide ta main criminelle ! Est-ce pour toi seul que la nature t'a formé ? Pour toi, mesquine personne qu'elle t'a donné des organes de volupté ? Sont-ce là tes rêves ? Et ne crois pas que, pour toi-même, tu aies trouvé la route du plaisir, ce qu'il y a de plus raffiné dans les sens, n'est pleinement satisfait que quand deux âmes se répondent et s'appellent, se confondent dans les transports du bonheur.

Garde-toi, impie, de mentir à cette parole solennelle « croissez et multipliez ! » de gaspiller à l'écart la fleur de ta jeunesse, d'étouffer dans son germe, de jeter au vent ta postérité à venir. Impurs ébats ! Ah ! bien plutôt, malgré la sédition qu'y trouve un chef factieux, cours à ces infâmes maisons où s'accomplissent de nuit les rites de Vénus ; loin de la lumière du ciel. Oui, visite plutôt ces repaires de la lubricité publique et pourtant que de malheurs t'y menacent !

Plus sage tu trouveras une douce nymphe que la tendre sympathie attire vers toi, tous ses autres esclaves dominés par son imposante beauté, languissent à l'écart pour ses charmes, dont une promesse nuptiale et mieux encore, son choix libre, t'assure la possession. N'hésite pas à lui sacrifier tes heures précieuses, que les jours d'été, que les nuits d'hiver, te voient prendre tout joyeux avec une telle compagne. Dans une amoureuse étreinte, enlace sa taille de ton bras, puis incline ta joue sur son sein qui palpite, d'un ardent baiser presse ses lèvres embaumées, et puisant dans un irrésistible amour, fais-lui l'aveu de tes transports, qui n'ont pour s'exprimer que les accents entrecoupés du bonheur. Redoublez vos étreintes et que le gazon fleuri reçoive vos deux corps au moment où la virilité est dans joyeux émoi, où la flamme du désir te fait haleter, en dépit des obstacles qui se pressent en foule. Alors quand la vue de ce beau corps, dont tu étais loin, malgré ton espoir de soupçonner les délicieux aspects, a porté à son paroxysme ton délire érotique, n'hésite plus, découvre à ses yeux éblouis l'imposante nouveauté, approche ta main de ce nouvel ami. Peut être son premier mouvement sera-t-il de l'aversion, son premier mot, un froid reproche ; elle rougira, mais son effroi ne sera pas sans charme, et, détournant la tête, elle jettera un regard furtif sur le monstre tout dressé pour la joute. Tu ne liras précisément dans son œil curieux, ni encouragement, ni défense. Il se peut aussi que, quand tu tenteras d'aller ton chemin, on oppose, au bord même, une timide résistance à tes progrès, Garde toi cependant de quitter ton poste d'assaillant, et mets toute ton ardeur à poursuivre l'aimable lutte, jusqu'à ce que,vaincue, pâmée, l'ennemie soit bien près de se rendre. Arrivée enfin au bord du voluptueux séjour, ne t'y précipite pas en aveugle, ménage la délicatesse féminine, pour la douce enfant, pour toi-même, sois prudent ; crains que le sanglant combat d'amour ne profane, par un déchirement subit, le délicat mystère et ne devienne, pour vous deux, la source de cuisantes douleurs. Ne te désole pas non plus, si la porte du bonheur t'apparaît fermée,

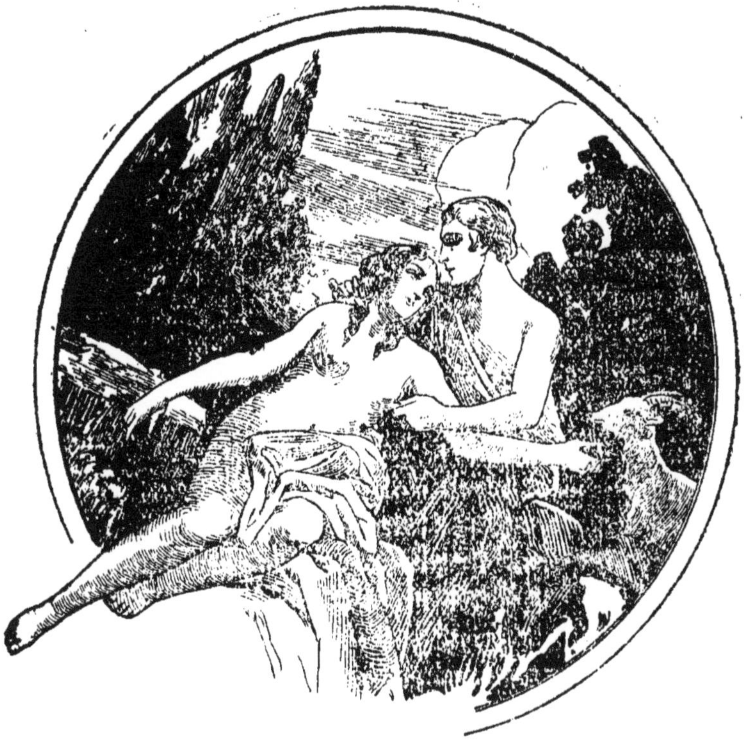

Redoublez vos étreintes et que le gazon fleuri reçoive vos deux corps... (page 242)

étroitement barricadée, réjouis-toi bien plutôt de ce gage d'innocence, de cet irrécusable indice de la virginité !

Songe à la fille adroite qui dans une heure maudite a indignement taché son honneur, a laissé sa rose se flétrir, elle n'a qu'un but, guérir de son mieux la coupable blessure ; moins soucieuse de ce qui ne se doit pas que des appats extérieurs, dont la déformation trahirait son infamie, la voici qui, d'une main laborieuse, rassemble les simples du bois voisin. Au mynthe amoureux, elle emprunte ses baies astringentes, à l'aubépine hérissée, ses fruits noirs ; en vain le caprice cache-t-il ses racines errantes ; le puissant chêne lui-même, seul roi de la forêt, n'a si longtemps échappé à la hache du bûcheron que pour se voir dépouiller de son écorce rugueuse, et rester blême et nu. Ces plantes et un milier d'autres, plus humbles dans leur essor et moins renommées, l'Aristoloche, l'Oseille, et cette herbe vagabonde, le plantain, ont la propriété de resserrer les chairs ; on obtient, en faisant bouillir dans le vin leurs divers feuillages, une lotion passablement efficace pour refermer la brèche suspecte.

Tiens-toi sur tes gardes, car, à notre époque de corruption, de telles contrefaçons abondent ; il importe que tu apprennes à les connaître... Et d'abord ne compte pas trouver ici les vestiges d'une plaie, qui de fait n'existe pas ; sache aussi qu'il n'y a dans l'état de nature qu'un passage étroit et lisse, et non pas des traces de rides à l'entrée des organes féminins ; si ces organes s'offrent à toi sous les faux dehors de la vertu, ils ne tarderont pas à se détendre et à quitter leur forme empruntée. Toutefois juge charitablement l'œuvre naïve de la nature. Il se peut que la douce et sanglante rosée ait laissé flexibles et molles les parties qu'elle vient de baigner. Mais malheur à celui qui, la nuit de ses noces, voit s'ouvrir devant lui les hideuses profondeurs d'un gouffre béant, cet abîme stérile restera fermé à la volupté, l'avortement y tuera le genre humain, incapable d'y trouver sa subsistance. Ce sont les fâcheux effets des pratiques que l'amour de l'or ou celui du plaisir ont rendu trop fréquentes...

L'éternel pouvoir de la nature fait servir à de sages desseins les appétits sensuels, leur vive ardeur crée le principe vital, ils sont la source même de la vie qui serait, sans eux, paresseuse et sans but... Oui l'amour du plaisir règne en maître, sur tous les humains, nous ne pouvons pas plus lui échapper qu'à nous-même, sagement gouverné il est irréprochable ; mais quand il s'égare hors du droit chemin, quand il mène follement à la perte l'Etat et le citoyen, il est besoin pour réprimer son écart, de l'influence de la froide raison. Méditez cette leçon, couples amoureux. Livrez-vous à la douce ivresse, à tous vos plus passionnés désirs, baignez vos âmes dans l'amour ; mais que la prudence préside à vos heures de bonheur, restez vertueux au sein de la volupté, vous jouirez ainsi d'une félicité sans mélange, vous aurez cueilli la rose sans épine. Faites fi de ces précautions et prenez garde aux suites fâcheuses ; craignez que le plaisir ne se change en chagrin, en amers remords, l'affection en dégoût, en vœux éphémères, en objet de risée pour le sot, en pitié pour le sage.

Amants sages et discrets, ne laissez pas d'espion perfide épier les doux regards, messagers obliques de l'échange de vos pensées, habiles à enfermer l'âme entière dans leurs traits enflammés ; que nul n'entende vos soupirs étouffés. Mais surtout quand le désir à son paroxysme vous convie, impatient, à de galants mystères, alors ! oh alors ! fuyez tous regards humains. Le sage roi d'Israël ne se cachait-il pas au sein des ténèbres, tout au fond des jardins, pour prendre ses ébats lascifs avec sa belle épouse d'Egypte ? Oui, trouve une obscure retraite, où les ombrages formant d'épais berceaux, voilent le jour sous une nuit profonde, et là, à l'abri de tout abord profane, accomplis les rites mystérieux de l'amour. Souvent l'œil investigateur de l'enfant, souvent la mine malveillante, sèche et refrognée de la vieille fille ont empoisonné ces tendres sacrifices.

Et toi, mon fils, à l'heure où plus d'une rasade d'un vin généreux et la gaîté d'une réunion d'amis, ont amolli les sens, où chacun divulgue ses secrets, il en est au moins qu'il te faut savoir garder, le nom de ta maîtresse, le franc abandon de celle qui a mis sa confiance en toi ; pour toi, pour ton plaisir, elle risque fortune et réputation, que lui donnes-tu donc en retour ? Arrête ingrat ! trêve de ton infâme bavardage ! Laisse aux derniers des sots et des lâches la vanité déshonorante, cruelle autant que vile qui fait parade des joies intimes, en te glorifiant de ton bonheur, prends garde de ne l'avoir pas mérité. Ne vois-tu pas que le trait va blesser ce sexe faible et sans appui ? Et vous vierge vaillante, soyez prudente, et vengez votre sexe outragé ; ne permettez pas à l'impur séducteur d'approcher de vos charmes sacrés. Que l'orgueil, la hauteur, le dédain enflamment votre regard, foudroient l'insolent si puissant qu'il soit, souffletant ce front qui a désappris à rougir, ne vous fiez pas à ses promesses, à ses soupirs étudiés, aux larmes qu'il sait si bien feindre, n'aidez pas au succès d'une aussi notoire perfidie...

Les mêmes friandises toujours offertes ne tardent pas à émousser l'appétit, surtout les plus délicieuses, d'autres objets, d'autres divertissements ont les mêmes droits à votre culte, ce sont d'agréables diversions qui viennent remplir vos jours doucement variés ; après elles vous aurez des sens plus éveillés et des muscles plus forts pour retourner à l'amour s'il vous invite de nouveau. Attachez-vous de préférence à ces distractions qui développent dans vos veines la vertu, le jugement et la grâce. L'âge viendra, chute lamentable, et ses glaces figeront l'amour, la fleur de joies humaines ! Malheureux alors celui qui a mis tout son plaisir à aimer, dont le désir renait toujours tumultueux et fait de vains efforts pour soulever le fardeau de ses membres hors d'état d'y répondre. L'impitoyable et avide aiguillon de l'impuissance le convie à de plus ridicules ébats que n'en rêva jamais la folie, que n'en peut juger vraisemblable la crédulité si facile à leurrer. Toutes les nymphes le dédaignent, et les jeunes amours le lorgnent ironiquement ; la chaude vigueur a fui son corps chancelant, il n'est plus viril qu'en imagination. Alors que d'inutiles pratiques, des coups de fouets à toute volée, pour réveiller Vénus qui sommeille dans ses veines ! Soins superflus, Vénus prodigue ses plus aimables sourires, sans qu'on l'en prie, elle déteste tout pénible sacrifice. Arrêtez-vous, vénérable patriarche, renoncez à ces juvéniles prouesses avant que des transports piteusement cachés ne trahissent l'énervement de vos sens. Retirez-vous de bonne grâce et n'allez pas, vous érigeant en morose donneur d'avis, envier, avec une moue dédaigneuse, les brillants ébats d'une robuste adolescence. Vous avez eu vos folles heures de plaisir ; les nôtres s'envolent à tire d'ailes.

Et vous jeunes gens, dont le sang coule impétueux mêlant d'ardents bouillonnements à sa douce limpidité, ménagez-lui votre vigueur. Songez qu'en prodiguant les baisers, on s'expose au ramollissement des organes, à la déperdition des forces vitales, au dégoût et à l'apathie mutuelle, vrai poison de l'amour.

A vous surtout belles nymphes, il importe de savoir que l'amour et la joie dans leurs fleurs sont plus exposées que jamais à la ruine, chute fatale de tout ce qui est créé. Modérez-vous alors, le baiser qu'on laisse prendre en rougissant est celui qui charme le plus, qui donne le plus vrai bonheur. On est choqué d'une victoire qui coûte trop peu ; espère-t-on boire la volupté sur les lè vres d'une prostituée si belle qu'elle paraisse, si bien formée pour l'amour et les galants exploits ?

Salut pudeur ! parure de la femme, salut ! Tu es le plus bel ornement, l'essence même de la beauté ! car la beauté ne peut se séparer de la vertu ! Dénuée de ton charme, la beauté est effrontée et l'esprit impie ! Tu donnes au sourire sa grâce, au baiser spiritualisé sa senteur exquise et suave. Sans toi le lit conjugal lui-même serait souillé par d'impudiques attentats, de lubriques déréglements.

Vierge céleste, permets à mes lèvres profanes de prononcer ton nom, à ma muse folâtre de chanter tes louanges !

« L'on a beaucoup discuté, et à toutes les époques, sur la question de la continence. En ces sortes de choses, toutes les opinions excessives sont mauvaises. Incontestablement, la continence perpétuelle n'est pas dans le vœu de la nature, mais l'incontinence non plus, d'ailleurs. En cela comme en tout, une seule loi existe : le besoin. Nier que le besoin sexuel existe serait enfantin ; d'autre part, prétendre qu'il est impérieux est pour le moins exagéré. Dans la jeunesse, jusqu'à la maturité sexuelle, que nous fixons approximativement à 25 ans chez l'homme, et à 19, 20 ans chez la femme, le besoin réel, physiologique, n'existe pas. Ce que nous prenons le plus souvent pour ce besoin, n'est autre chose que le fruit de l'imagination.

« Avant cette période, il se produit une sorte d'excitation latente qui certainement entraîne des érections, mais assurément, la continence à ce moment ne peut être un danger pour l'organisme.

« C'est pourquoi nous ne craignons pas de la recommander sincèrement aux jeunes gens. Les moqueries, les ruses employées pour pousser le jeune soldat à la maison de prostitution, sont autant d'attentats à la valeur de la race, au point de vue physique et mental. La trop grande facilité que trouve le militaire à stimuler les excitations génésiques sont purement dangereuses. La vie active, l'effort physique quotidien sont de suffisants génératifs à ses besoins sexuels encore incomplètement précis. De même auparavant, la pratique des sports, des jeux en plein air, sont une compensation pleinement adéquate. Ceci est tellement vrai que l'on constatera les abus sexuels plutôt chez les jeunes gens à occupations sédentaires, que chez le paysan ou l'ouvrier (Dr J. R. Bourdon : *Les rapports sexuels*, Paris, 1927).

« Nous venons de voir que les conditions primordiales de la continence sont d'ordre moral ; il est en outre certaines conditions hygiéniques qui la facilitent singulièrement. Nous avons parlé de la nécessité d'être actif, de la nécessité pour l'adolescent de dériver ses énergies intellectuelles, sentimentales, volontaires, vers un but noble et beau. Mais ce n'est pas seulement l'esprit qui a besoin d'occupations continuelles, c'est aussi le corps. L'inaction, la sédentarité, les longues stations assises sont défavorables ; les exercices physiques procurent à l'organisme une fatigue salutaire, obligeant à une dépense de forces éminemment hygiéniques. L'amour des Anglo-Saxons pour tous les sports explique en partie la plus grande proportion des jeunes gens chastes chez eux que chez les latins (D. F. Escande : *Le problème de la chasteté masculine au point de vue scientifique*, Paris, 1919).

XXI

Epilogue de l'Amour

Le jeune cœur, dans son adolescence,
Est un bijou giselé par l'amour ;
C'est le blason de la douce innocenee. .
C'est un croquis, c'est un léger contour.

Mais, à quinze ans, il grandit et soupire :
Le cœur s'ennuie et baille à chaque instant,
Comme une fleur qui, languissante, aspire
Aux soins actifs d'un jardinier galant.

C'est un bosquet où naît un beau feuillage ;
C'est un enclos où nul n'a pénétré ;
C'est un anneau, c'est un amoureux gage,
C'est un ruisseau qui s'échappe d'un pré.

Puis à vingt ans, c'est l'Ile de Cythère,
Que bien souvent jeune et vieux pélerin
Vient traverser, à l'ombre du mystère,
Front découvert et bandeau à la main.

C'est le désert, où vient tomber la manne ;
C'est un sentier frayé par Cupidon ;
Un paradis où maint élu se damne,
Et que l'on quitte en demandant pardon.

Mais à trente ans, c'est un bouillant cratère.
D'où sort la lave à flots vifs et brûlants ;
C'est la tigresse insatiable et fière,
Dont la furie énerve les amants.

C'est le serpent, dont l'étreinte nous brise,
C'est une soif qu'on ne peut étancher ;
C'est le foyer que nuit et jour attise
Une vestale avide de pécher.

A cinquante ans, le cœur verse des larmes
Et pleure hélas ! un cruel abandon ;
Rose fanée, offrant ses derniers charmes.
Pour attirer le naïf papillon.

Vingt ans plus tard il prend ses invalides
C'est la pendule où manque un balancier
C'est un terrain sur des steppes arides,
Que nul engrais ne peut fructifier.

A quatre-vingts, c'est un hiéroglyphe,
Où les savants perdent tout leur latin ;
C'est une énigme, un pâle logogriphe,
Un papyrus, un ancien parchemin.

Et puis, là-bas, voyez sur la bruyère
Ces vers luisants, lumineux diamant,
Et tout au fond du pauvre cimetière,
Ces feux follets qui dansent en tremblant.

Pour moi qui croit à la métempsycose,
Ces feux follets sont des cœurs de cent ans
Qui regrettant de ne pas être encore
Disent hélas ! que l'amour n'a qu'un temps !

Qui n'a chanté dans son jeune temps cette mélodie populaire des cœurs, dont chaque strophe marque les étapes de la virilité amoureuse.

L'Epilogue de l'amour est rationnellement dans l'âge ; le cœur est le thermomètre de l'amour et le thermomètre commence généralement à baisser quand arrive l'âge de déclin, c'est-à-dire à cinquante ans.

AUX FEMMES

Il est des cas nombreux où les femmes constatent la défection de leurs maris, qu'ils deviennent de plus en plus indifférents à leur égard et semblent rechercher au dehors, des satisfactions ignorées, mais dont ils veulent connaître le secret. En général les maris de ces femmes s'éloignent d'elles parce qu'ils ne trouvent pas dans leur intérieur, les joies, les contentements intimes que leurs appétits d'hommes mûrs, un peu fatigués par le même plat, exigent impérieusement. Ils préféreraient certainement trouver en leur épouse un peu plus d'amante.

C'est ici le cas de dire que la femme doit prendre la contre-partie de ce que nous avons conseillé au mari.

Toute ménagère doit savoir que le même menu trop souvent servi soit pour le déjeuner, soit pour le dîner, n'est bientôt plus goûté. Or l'amour, comme les vulgaires choses de cuisine, veut de la diversité dans les menus qu'on lui prépare. Le même baiser, le même sourire, ne sont plus bientôt appréciés du mari, une femme intelligente, tant soit peu amoureuse, doit s'ingénier à ce que ses lèvres semblent différentes, à ce que ses caresses ne se ressemblent pas, à ce que ces attitudes prennent d'autres formes que celles des premiers temps, elle doit chercher à se faire désirer par la présentation de hors-d'œuvre variés.

Nous avons déjà dit que l'homme devait provoquer chez sa compagne cette diversité de tendresse ; mais si l'homme manque d'initiative, il appartient à la femme de se faire aimer par toutes sortes de moyens et ces moyens que nous indiquons aux maris sont également bons aux épouses.

C'est aux femmes à apporter aussi un peu de coquetterie active dans leur intimité, un peu moins de timidité dans l'alcôve si elles veulent éviter la fuite de leur mari.

Parmi beaucoup de femmes mariées il en est qui aiment sincèrement leurs maris, mais qui n'éprouvent pas à la satisfaction des sens, aucun plaisir charnel. A cela il y a plusieurs causes, d'abord celle naturelle, c'est-à-dire la frigidité innée, mais elle est rare ; le plus souvent cet état vient du caractère même de la femme. Certaines femmes ne savent pas oublier en manière de volupté qu'elles sont en puissance de mari. Elles se trouvent soudainement paralysées dans leurs ardeurs amoureuses, par cette pensée, par cette réalité que l'homme qui les possède est leur maitre. Il se peut aussi que la femme n'ait pas été initiée ou incomplètement.

La femme non initiée suffisamment, ne reste muette, dans la possession, quoique adorant celui qui la prend, que parce que celui là ne veut ou ne sait pas la rendre voluptueuse, ou encore c'est que la femme n'a pas assez d'abandon pour se laisser initier et que le mari redoute de lui faire connaître toutes les joies de l'amour, ayant peur d'effaroucher sa pudeur.

Une femme qui aime un homme doit faire abstraction de toute réserve, de toute pudeur et se déclarer prête à recevoir les leçons qu'il lui plaît de lui offrir.

Il se peut, cependant, que la femme, même soumise aux étonnements de l'intimité, même initiée aux joies de la passion, demeure insensible à ces joies. Il se peut que malgré toute sa bonne volonté, elle ne ressente aucun émoi au moment suprême de la jouissance de celui qui la possède. Quoiqu'elle ne soit pas dépourvue de sentiments voluptueux, c'est alors la faute du mari, qui ne sait pas attendre que sa compagne soit arrivée au moment de l'excitation nécessaire pour amener le spasme chez elle.

L'amant, devant une femme insensible, ne doit avoir qu'un but : animer la chair calme qu'il a entre ses bras. La femme doit s'y prêter et si elle le veut bien, elle se mettra à courir bientôt toute seule.

Etant admis qu'il est très difficile à un mari de savoir si sa femme lui donne son innocence au premier soir de l'union, il est évident qu'une jeune fille n'a point à craindre ce moment redoutable, ou alors elle est bien ignorante en cette matière ; peut-être nous sera-t-il possible de lui apprendre comment il lui est possible de poser sur son intimité, l'estampille d'une chose neuve.

Autant il est impossible, presque, à une femme vierge d'affirmer sa pureté physique, si sa conformation est en opposition apparente avec sa chasteté, autant il est aisé à une femme, qui n'est plus vierge, de tromper, sur son état charnel, l'homme qui la possède pour la première fois, de lui offrir toute la force d'une illusion, d'une réalité si chère à ses désirs.

De même qu'une femme, par la façon de se donner, peut accroître le désir de l'amant ou peut l'empêcher de la posséder entièrement, de même une femme, par la façon d'offrir son sourire à celui qu'elle a choisi, peut créer en lui la certitude que ce sourire s'épanouit, nouvellement et pour lui seul.

Les tromperies de l'amour sont infinies, elles relèvent non seulement de l'attitude de la femme, dans l'intimité, mais aussi de mille détails concernant plus spécialement le cabinet de toilette, et où, à côté des parfums et des poudres de riz, se trouvent les solutions d'alun, les eaux de toilettes à base de benjoin et de myrrhe et autres substances astringentes. La pudeur que doit logiquement éprouver la jeune vierge en voyant entrer un homme dans son lit, doit aussi être utilisée ; jointe à la crainte elle permet de prendre des attitudes qui au lieu de faciliter l'époux, lui procurent des difficultés, et de l'empêcher de juger la sincérité de son état de non initiation.

Beaucoup de femmes aiment à faire subir une sorte de stage à l'amant qui les désire. Selon nous la femme ne doit pas trop longtemps soumettre l'amoureux à l'épreuve d'une convoitise non satisfaite, de peur que son ardeur, son enthousiasme passionnel, émoussés par des hésitations difficilement supportées, ne s'évanouissent à tout jamais, En général la femme obéit en se faisant prier par l'amant, autant à des préoccupations nées du souci égoïste de sa personne, qu'à une inquiétude morale. Elle se sent encore heureuse de prouver une certaine supériorité sur l'homme, elle use sans scrupule, de l'unique moyen qu'elle possède d'assurer la puissance de sa séduction, la force de son charme, elle jouit de voir l'amant à ses genoux. Mais ces procédés peuvent avoir de mauvais résultats, en amour ne vaut-il pas mieux recevoir et donner le baiser sans attendre, sans en rechercher la genèse ? Ne vaut-il pas mieux simplifier que compliquer les choses ?

Sans vouloir excuser l'adultère, il est des cas où il est permis de ne pas trouver étrange et... immoral qu'une femme trompe son mari. Ainsi, lorsqu'une femme très sensuelle, possédant des instincts passionnels, est mariée à un homme dont la chair est insensible ou à peu près, à un homme qui par sa nature paisible, de par ses instincts anti-amoureux, ne peut lui donner la réplique dans le duo de l'intimité, ne peut la satisfaire dans ses aspirations et ne comprend le rôle d'époux qu'ainsi qu'un devoir très simple à accomplir, lorsque cette femme déclare qu'en recherchant, en dehors de ce mari, les éléments nécessaires à sa vitalité, elle nous semble n'avoir point commis une faute et devrait être innocentée par tous. En effet, la nature qui ne consulte point ceux qu'elle crée, sur le choix de leurs instincts, a conformé cette femme d'une certaine manière, et il se trouve qu'étant née pour être heureuse pour et dans l'amour, non seulement en l'acte qu'il impose, mais surtout en les exquises émotions que détermine cet acte ; il se trouve qu'étant née voluptueuse elle épouse, ignorant les déceptions qui l'attendent, un homme incapable, par la simplicité de ces idées, en matière passionnelle, et par le mutisme de sa chair, de lui offrir les félicités auxquelles elle a droit. Elle est de même qu'un individu qui serait doué d'un robuste appétit et auquel on n'accorderait que des aliments insuffisants. Cet être serait-il donc coupable si, acceptant l'invitation d'un ami, il s'asseyait à sa table et y contentait sa faim ?

Ainsi donc, la femme qui recherche, en dehors du mariage que la société lui impose, les jouissances de la chair et de l'âme qu'elle n'y a point rencontrées, n'est pas coupable, et si des circonstances quelconques l'empêchent de se séparer alors de l'homme auquel elle est liée, cet homme ne peut que lui demander de ne pas le frapper de scandale.

Pourquoi la femme, en somme, n'a-t-elle point, au même degré que l'homme, devant l'amour et ses délices, les mêmes droits à ses contentements.

Comme conclusion à ce chapitre nous donnerons ici, les théories d'une jeune femme.

« La femme étant faite, en toutes les parties de son être, pour l'amour, pour le baiser, ne peut, ne doit même, sans risquer d'être frappée de déchéance passionnelle, sans mentir à la mission, à la fonction que la nature lui a donnée, se dérober aux joies que tente de lui procurer l'amant et qu'il a le droit de puiser en elle.

« La femme qui se livre à la caresse d'un époux ou d'un ami, ne saurait être sincère, dans le don d'elle-même et dans l'appel qu'elle adresse à l'homme admis dans son intimité, que si elle se dégagé de toute contrainte, de toute pudibonderie conventionnelle, de toute crainte de l'inconnue, dans les tendresses échangées.

« Celle qui, sous l'influence d'une éducation réfractaire à tout élan de cœur, comme à tout émoi de la chair, demeure incompréhensible devant les satisfactions multiples et exquises qui naissent de l'acte d'amour, qui se greffent sur cet acte, comme des pousses fraîches et embaumées sur un tronc d'arbre : celle-là manque humainement et philosophiquement, aux obligations que lui impose sa féminité si fausse, dans ses fins dernières, cette féminité, ainsi que les lois physiques et morales dont elle se réclame.

« Cette femme n'a qu'une excuse, dans l'inertie dont elle marque sa chair et son âme, qu'elle oppose aux désirs de celui qui la possède ; c'est d'être une insensuelle, c'est-à-dire l'une de ces deshéritées du destin qui ont des yeux pour ne point voir, des oreilles pour ne point entendre, selon le mot de l'Ecriture.

« Devant l'insensualité de certaines femmes, rares il est vrai, toute considération, pour ou contre leur attitude, n'a aucune raison d'être. Cependant si l'on voulait quereller un peu sur cette insensibilité, ne serait-on point amené, non sans quelque raison, à se demander si cet état particulier et lamentable de quelques femmes, n'est pas dû plutôt à la maussaderie avec laquelle elles envisagent les choses d'amour, qu'au mutisme réel de leur chair ?

« Les vraies amoureuses acceptent tout de celui qu'elles chérissent, non seulement dans l'illusion d'intensité de leur baiser, mais aussi dans l'éphémère exaltation que leur apporte l'heure aventureuse qu'elles doivent à un hasard galant.

« Les vraies amoureuses acceptent tout de celui qu'elles chérissent, goûtant pleinement l'ivresse qu'il leur verse, lisent avidement avec lui, dans la Bible des amants, les cantiques enfiévrants de l'intimité, apprenant de lui à célébrer les mystères infinis de la possession et ne croient point, en agissant ainsi, cesser d'être, dans la vie, des femmes honnêtes (au sens exact et social du mot) et ne croient point, en cédant aux suggestives déductions du baiser, être moins pures et moins respectables que les puritaines dont chaque geste, chaque parole sont flétris par une hypocrisie, dont l'alcôve est vide et laide comme celle d'une nonne ».

L'honnêteté est là où il y a sincérité et bonne humeur devant ces choses, en amour comme en tout !

Il est aussi à remarquer qu'il est nombre de femmes qui ne sont pas construites pour être des passionnées et qui restent toujours en dépit des pratiques savantes de l'intimité, ce que la nature les a faites. Elles ont bien la conscience des sourires, des appels, des tentations qu'elles devraient exprimer à la minute des suprêmes étreintes, mais elles sont impuissantes à les traduire. Elles ne savent plus tout à coup, devant leur professeur, la fable qu'on leur a fait étudier.

Il est encore certaines femmes initiées qui gâtent le fruit de ces études, par l'attitude qu'elles affectent de prendre, devant les hommes, elles ne se livrent jamais complètement ; elles cherchent obstinément à se faire constamment désirer, et de cette manie, résulte, surtout pour elles, la perte de bien des félicités. Les réserves trop voulues, trop préméditées en amour, lassent l'homme le plus épris.

Dans la possession d'une femme, il lui déplaît de renouveler l'effort de la conquérir sans cesse, d'être toujours l'amant qui supplie et attend, ou le maître d'école qui démontre et instruit.

C'est à la femme à bien étudier le caractère de l'homme et à se baser sur ce qu'elle observe afin d'en tirer un avantage à la plus grande joie de tous les deux.

Le divin Ovide enseignait aux dames Romaines la conduite qu'elles devaient suivre vis-à-vis des hommes, ses préceptes sont toujours bons et certes les femmes d'aujourd'hui ne peuvent que bien se trouver d'y puiser l'art de se faire aimer ou de se faire désirer.

« Femme, du moins sachez dissimuler, et ne montrez pas d'abord votre cupidité. Craignez qu'un nouvel amant ne s'échappe à la vue du piège qu'on lui tend... Vous ne captiverez pas un amant dans la fougue du jeune âge, comme un homme mûri par les années. L'un, soldat novice, qui fait ses premières armes sous l'étendard de l'amour, et qui, nouvelle proie, vient tomber dans vos filets, ne doit connaître que vous, ne s'attacher qu'à vous seule. C'est une moisson qu'il faut entourer d'une haie épaisse. Redoutez les rivales, vous ne conserverez votre conquête qu'autant que vous l'occuperez seule ; l'amour, comme le trône ne souffre point de partage. L'autre, guerrier vétéran, lent à s'enflammer, et sage dans son ardeur, endurera bien des choses que ne souffrirait pas un jeune débutant. On ne le verra pas briser vos portes ou y mettre le feu ; ses ongles ne mettront pas en sang les joues délicates de sa maîtresse ; il ne nous fera pas verser des larmes. De tels excès ne sont permis qu'aux adolescents, dans la chaleur de l'âge et de l'amour. Mais lui, supporte patiemment les plus cruelles blessures. Il brûle d'un feu lent, comme le bois vert qui vient d'être coupé. Cet amour est plus sage ; l'autre plus actif, mais moins durable ; hâtez-vous donc de cueillir cette fleur.

Enfin la place se rend à discrétion ; les portes sont ouvertes à l'ennemi ; qu'il se croie en sûreté même au sein de la trahison. Des faveurs trop facilement accordées sont peu propres à prolonger la durée de l'amour ; il faut donc tempérer par quelque refus la joie de son triomphe. Que votre amant emploie tour à tour la prière et la menace..

Ce qui empêche les maris d'aimer leurs femmes, c'est qu'ils obtiennent à volonté leurs caresses. Fermez donc votre porte. Ce refus incitera l'amour.

Que le nouvel amant tombé captif dans vos filets, se flatte d'abord d'être admis aux plaisirs de votre couche ; mais que bientôt il craigne un rival qu'il se croit réduit à partager avec ses faveurs, sans ces stratagèmes, l'amour vieillit promptement.

Ne donnez pas à votre amant des motifs trop évidents de se plaindre, et que, rongé d'inquiétude. il se figure qu'il y a plus qu'il n'en sait. Que la triste vigilance d'un gardien supposé ou l'importune jalousie d'un époux trop sévère aiguillonnent sa passion. Un plaisir sans danger est un plaisir moins vif. Forgez à votre amant des craintes imaginaires. Fussiez-vous plus libre de vos actions que toute autre femme ; quand il vous serait plus facile de le faire entrer par la porte, faites-le passer par la fenêtre, et qu'il lise sur votre visage tous les symptômes de l'effroi. Mais que des plaisirs sans troubles succèdent enfin à ces alarmes ; de crainte que vos faveurs ne lui semblent achetées trop cher à ce prix.

Faites en sorte que les hommes se croient aimés, rien n'est plus facile ; on croit facilement ce qu'on désire. Jetez sur un jeune homme des regards séduisants, poussez de profonds soupirs ; reprochez lui de venir trop tard ; n'épargnez pas les larmes, témoignage de la douleur que vous cause une prétendue rivale. Il sera bientôt persuadé que vous l'adorez, et, touché de vos tourments, il dira que vous êtes folle de lui.

Ne soyez que médiocrement émue de ses torts envers vous ! et n'allez pas perdre la tête au seul nom d'une rivale, ne soyez pas trop crédule sur cet article.

Femmes que le plaisir au lit, où il circule jusque dans la moelle de vos os et que la jouissance soit également partagé entre vous et votre amant, qu'elle s'exhale en tendres paroles, en longs soupirs ; que les mots même les plus licencieux aiguillonnent vos doux ébats. Et vous, à qui la nature a refusé la sensation du plaisir ; que votre bouche du moins, par un doux mensonge, feigne de 'éprouver.

Malheureuse est la femme chez laquelle reste insensible, engourdi, cet organe qui doit procurer à l'un et à l'autre sexe les mêmes voluptés.

Mais, lorsque vous feignez de jouir, n'allez pas vous trahir ; que vos mouvements et vos yeux aident à tromper l'amant ; que votre voix entrecoupée, que votre respiration haletante ajoutent à l'illusion.

FIN

TABLE DES MATIERES

BIBLIOGRAPHIE

Ouvrages à consulter

Histoire sexuelle de l'homme .... Dr H. Jussey.
Histoire sexuelle de la femme .... Dr H. Jussey.
Bréviaire de l'amour dans le mariage. Dr Caufeynon.
La question sexuelle .... Dr A. Forel.
Comment choisir sa femme, son mari. Dr Zénope.
Le droit à l'amour par la femme ...... Dr M. Bourgas.
Manuel de l'amour conjugal .... Dr Eynon.
Le mariage et son hygiène .... Dr Caufeynon.
Avant, Pendant, Après .... Dr Caufeynon.
Ce que nos fils doivent savoir à 18 ans. Dr Sapience.

ACHEVÉ D'IMPRIMER

SUR LES PRESSES DE L'IMPRIMERIE A. CLERC

A SAINT-AMAND (CHER), LE 14 AOUT 1928

www.ingramcontent.com/pod-product-compliance
Ingram Content Group UK Ltd.
Pitfield, Milton Keynes, MK11 3LW, UK
UKHW031834260826
14628UKWH00001B/387

9 782329 562193